全民科学素质行动
计划纲要书系

社区科普书系

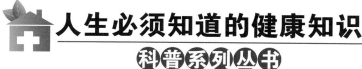

人生必须知道的健康知识

科普系列丛书

卫生防疫

时刻准备着直面灾害

SHIKE ZHUNBEIZHE ZHIMIAN ZAIHAI

郑静晨　总主编

曹　力　主编

U0189108

中国科学技术出版社

·北 京·

图书在版编目（CIP）数据

卫生防疫：时刻准备着直面灾害／曹力主编. —北京：中国科学技术出版社，2015.8

（人生必须知道的健康知识科普系列丛书／郑静晨总主编）

ISBN 978-7-5046-6895-0

Ⅰ.①卫… Ⅱ.①曹… Ⅲ.①卫生防疫—基本知识 Ⅳ.①R185

中国版本图书馆CIP数据核字（2015）第203270号

策划编辑	徐扬科	谭建新
责任编辑	沈国峰	
责任校对	刘洪岩	
责任印制	马宇晨	
封面设计	周新河	
版式设计	潘通印艺文化传媒·ARTSUN	

出　　版	中国科学技术出版社
发　　行	科学普及出版社发行部
地　　址	北京市海淀区中关村南大街16号
邮　　编	100081
发行电话	010-62103130
传　　真	010-62179148
投稿电话	010-62176522
网　　址	http://www.cspbooks.com.cn

开　　本	720mm×1000mm　1/16
字　　数	236千字
印　　张	14.75
印　　数	1—10000册
版　　次	2015年8月第1版
印　　次	2015年8月第1次印刷
印　　刷	北京东方明珠印刷有限公司

书　　号	ISBN 978-7-5046-6895-0 / R·1847
定　　价	41.00元

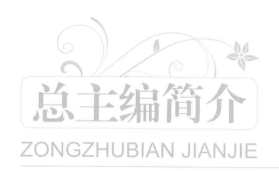

总主编简介

ZONGZHUBIAN JIANJIE

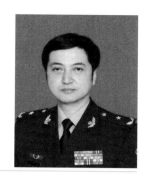

　　郑静晨，中国工程院院士、国务院应急管理专家组专家、中国国际救援队副总队长兼首席医疗官、中国武警总部后勤部副部长兼武警总医院院长，中国武警总医院现代化医院管理研究所所长。现兼任中国医学救援协会常务副会长、中国医院协会副会长、中国灾害防御协会救援医学会副会长、中华医学会科学普及分会主任委员、中国医院协会医院医疗保险专业委员会主任委员、中国急救复苏与灾害医学杂志常务副主编等，先后被授予"中国优秀医院院长"、"中国最具领导力院长"和"杰出救援医学专家"荣誉称号，2006年被国务院、中央军委授予一等功。

　　"谦谦为人，温润如玉；激情似火，和善如风"和敬业攀登、意志如钢是郑静晨院士的一贯品格。在他带领的团队中，秉承了"特别能吃苦、特别能学习、特别能合作、特别能战斗、特别能攻关、特别能奉献"的六种精神，瞄准新问题、开展新思维、形成新思路、实现新突破、攻克前进道路上的一个又一个堡垒，先后在现代化医院管理、灾害救援医学、军队卫勤保障、医学科学普及、社会公益救助等领域做出了可喜成就。

　　在现代化医院管理方面，凭借创新思维实施了"做大做强、以优带强"与"整体推进、重点突破"的学科发展战略，秉承"不图顶尖人才归己有，但揽一流专家为我用"的广义人才观，造就了武警总医院在较短时间内形成肝移植外科、眼眶肿瘤、神经外科、骨科等一批知名学科，推动医疗技术发展的局面。凭借更新理念，实施"感动服务"、"极致化服务"和"快捷服务补救"的新举措，通过开展"说好接诊一句话，温暖病人一颗心" 和"学习白求恩，争当合格医务人员"等培训，让职业化、标准化、礼仪化走进医院、走进病区，深化了卫生部提出的开展"三好一满意"活动的实践。凭借"他山之石可以攻玉"的思路，在全军医院较先推行了"标杆管理"、"精细化管理"、"落地绩效管理"、"质量内涵式管理"、"临床路径管理"和"研究型医院管理"等，有力地促进了医院的可持续发展。

在灾害救援医学领域，以重大灾害医学救援需求为牵引，主持建立了灾害救援医学这门新的学科，并引入系统优化理论，提出了"三位一体"救治体系及制定预案、人员配备、随行装备、技能培训等标准化方案，成为组建国家和省(市)救援体系的指导性文件。2001年参与组建了第一支中国国际救援队，并带领团队先后十余次参加国内外重大灾害医疗救援，圆满完成了任务，为祖国争得了荣誉，先后多次受到党和国家领导人的接见。

在推广医学科普上，着眼于让医学走进公众，提高公众的科学素养，帮助公众用科学的态度看待医学、理解医学、支持医学，有效贯通医患之间的隔阂。提出了作为一名专家、医生和医务工作者，要承担医学知识传播链中"第一发球员"的神圣职责，促使医、患"握手"，让医患关系走向和谐的明天。科普是一项重要的社会公益事业，受益者是全体公民和整个国家。面对科普队伍严重老龄化，科普创作观念陈旧，运行机制急功近利等现象，身为中华医学会科学普及分会主任委员，他首次提出了"公众健康学"、"公众疾病学"和"公众急救学"等概念，并吸纳新鲜血液，培养年轻科普专家，广泛开展学术活动，利用电视和报纸两大载体，加强对灾害救援、现场急救、科技推广、营养指导、健康咨询等进行科普宣传，极大地提高了我国公众的医学科学素养。

在社会公益救助方面，积极响应党中央、国务院、中央军委的号召，发扬人民军队的优良传统，为解决群众"看病难、看病贵"及构建和谐社会，自2005年武警总医院与中国红十字会在国内率先开展了"扶贫救心"活动，先后救助贫困家庭心脏病患儿两千余人。武警总医院由此获得了"中国十大公益之星"殊荣，郑静晨院士获得全国医学人文管理奖。2001年，武警总医院与中华慈善总会联手启动了"为了我们的孩子——救治千名少数民族贫困家庭先心病患儿"行动,先后赴新疆、西藏少数民族地区开展先心病儿童筛查,将有手术适应证的患儿转运北京治疗,以实际行动践行了党的惠民政策,密切了民族感情,受到中央多家主流媒体的跟踪报道。

"书山有路勤为径,学海无涯苦作舟。"郑静晨院士勤奋好学、刻苦钻研,不仅在事业上取得了辉煌成就,在理论研究、学术科研领域也成绩斐然。先后主编《灾害救援医学》《现代化医院管理》《内科循证诊治学》等大型专著5部,发表学术论文近百篇,先后以第一完成人获得国家和省部级科研成果二等奖以上奖7项,其中《重大自然灾害医疗救援体系的创建及关键技术、装备研发与应用》获得国家科技进步二等奖,《国际灾害医学救援系列研究》获得华夏高科技产业创新一等奖,《国内国外重大灾害事件中的卫勤保障研究》获得武警部队科技进步一等奖等。目前,还承担着多项国家、全军和武警科研课题,其中"各种自然灾害条件下医疗救援队的人员、装备标准化研究"为国务院指令性课题。

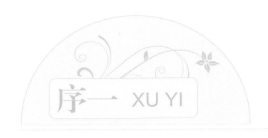

　　健康是人类的基本需要，人人都希望身心健康。世界卫生组织公布的数据表明，人的健康和寿命状况40%取决于客观环境因素，60%取决于人体自身因素。长期以来，人们把有无疾病作为健康的标准。这个单一的健康观念仅关注疾病的治疗，而忽视了疾病的预防，是一种片面的健康观。

　　在我国，人口老龄化及较低的健康素养教育水平，构成了居民疾病转型的内在因素，慢性非传染性疾病已经成为危害人民健康的主要公共卫生问题，其发病率一直呈现明显上升趋势。据统计，在我国每年约1000万例各种因素导致的死亡中，以心血管疾病、糖尿病、慢性阻塞性肺病和癌症为主的慢性病所占比例已超过80%，已成为中国民众健康的"头号杀手"。慢性病不仅严重影响社会劳动力的发展，而且已经成为导致"看病贵"、"看病难"的主要原因，由慢性病引起的经济负担对我国社会经济的和谐发展形成越来越沉重的压力，考验着我国的医疗卫生体制改革。

　　从某种层面理解，作为一门生命科学，医学是一门让人遗憾的学科，大多数疾病按现有的医学水平是无法治愈的。作为医生该如何减少这样的困境和尴尬？怎样才能让广大普通老百姓摆脱疾病、阻断或延缓亚健康而真正享受健康的生活？众所周知，国家的繁荣昌盛，离不开高素质的国民，离不开科学精神的浸染；同样，医学科学的进步和疾病预防意识的提升，需要从提高民众的医学科普素质入手。当前，我国民众疾病预防意识平均高度在世界同等国家范围内处于一个较低水平，据卫生部2010年调查结果显示，我国居民健康素养水平仅为6.48%，其中居民慢性病预防素养最低，在20个集团国中排名居后。因此，我们作为卫生管理者、医务工作者，应该努力提高广大民众的医学科学素养，让老百姓懂得疾病的规律，熟悉自我管理疾病的知识，掌握改变生活方式的技巧，促进和提高自我管理疾病的能力，逐步增强疾病预防的意识，这或许是解决我国医疗卫生体系现在所面临困境的一种很好的方式。中华医学会科学普及分会主任委员郑静晨院士领衔主编的《人生必须知道的健康知识科普系列丛书》，正是本着这样的原则，集诸多临床专家之经验，耗时数载，几易其稿，最终编写而成的。

这套医学科普图书具有可读性、趣味性和实用性，有其鲜明的特点：一是文字通俗易懂、言简意赅，采取图文并茂、有问有答的形式，避免了生涩的专业术语和难解的"医言医语"；二是科学分类、脉络清晰，归纳了专家经验集锦、锦囊妙计和肺腑之言，回答了医学"是什么？""为什么？""干什么？"等问题；三是采取便于读者查阅的方式，使其能够及时学习和了解有关医学基本知识，做到开卷有益。

我相信，在不远的将来，随着社会经济的进步，全国人民将逐步达到一个"人人掌握医学科普知识，人人享受健康生活"的幸福的新阶段！

中国医院协会会长 黄洁夫

二〇一二年七月十六日

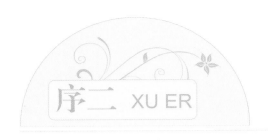

科普 —— 点燃社会文明的火种

科学，是人类文明的助推器；科学家，是科学传播链中的"第一发球员"。在当今社会的各个领域内，有无数位卓越科学家和科普工作者，以他们的辛勤劳动和聪明智慧，点燃了社会文明的火种，有力地促进了社会的发展。在这里，就有一位奉献于医学科普事业的"第一发球员"——中华医学会科学普及分会主任委员郑静晨院士。

2002年6月29日，《中华人民共和国科学技术普及法》正式颁布，明确了科普立法的宗旨、内容、方针、原则和性质，这是我国科普工作的一个重要里程碑，标志着科普工作进入了一个新阶段。2006年2月6日，国务院印发了《全民科学素质行动计划纲要（2006—2010—2020年）》（以下简称《科学素质纲要》）。6年来，《科学素质纲要》领导小组各成员单位、各级政府始终坚持以科学发展观为统领，主动把科普工作纳入全民科学素质工作框架之内，大联合、大协作，认真谋划、积极推进，全民科学素质建设取得了扎扎实实的成效。尽管如此，我国公民科学素质总体水平仍然较低。2011年，中国科协公布的第八次中国公民科学素养调查结果显示，我国具备基本科学素养的公民比例为3.27%，相当于日本、加拿大和欧盟等主要发达国家和地区在20世纪80年代末、90年代初的水平。国家的繁荣昌盛，离不开高素质的国民，离不开科学精神的浸染。所以，科普从来不是纯粹的科学问题，而是事关社会发展的全局性问题。

英国一项研究称，世界都在进入"快生活"，全球城市人走路速度比10年前平均加快了10%，而其中位居前列的几个国家都是发展迅速的亚洲国家。半个多世纪以前，世界对中国人的定义还是"漠视时间的民族"。而如今，在外国媒体眼中，"中国人现在成了世界上最急躁、最没有耐性的地球人"。

人的生命只有一次，健康的生命离不开科学健康意识的支撑。在西方发达国家，每年做一次体检的人达到了80%，而在我国，即使是在大城市，这一比例也只有30%~50%。我国著名的心血管专家洪昭光教授曾指出：目前的医生可分为三种。一种是就病论病，见病开药，头痛医头，脚痛医脚，只治病，不治人。第二种医生不但治病，而且治人，在诊病时，能关注患者心理问题，分析病因，解释病情，同时控制有关危险因素，使病情全面好转，减少复发。第三种医生不但治病和治人，而且能通过健康教育使人群健康水平提高，使健康人不变成亚健康人，亚健康人不变成患者，早期患者不变成晚期患者，使整个人群发病率、死亡率下降。

由郑静晨院士担任总主编的《人生必须知道的健康知识科普系列丛书》的正式出版，必将为医学科普园里增添一朵灿然盛开的夏荷，用芬芳的笑靥化解人间的疾苦折磨，用亭亭的气质点缀人们美好生活。但愿你、我、他一道了解医学科普现状，走近科普人群，展望科普未来，共同锻造我们的医药卫生科技"软实力"。

是为序。

中国科协书记处书记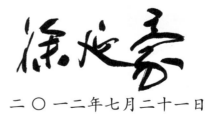

二○一二年七月二十一日

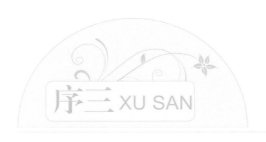

序三 XU SAN

　　"普及健康教育，实施国民健康行动计划"。这是国家《"十二五"规划纲要》中对加强公共卫生服务体系建设提出的具体要求，深刻揭示了开展健康教育，普及健康知识，提高全民健康水平的极端重要性，是建设有中国特色社会主义伟大事业的目标之一，是改善民生、全面构建和谐社会的重要条件和保障，也是广大医务工作者的职责所系、使命所在。

　　人生历程，生死轮回，在飞逝而过的时光岁月里，在玄妙繁杂的尘世中，面对七情六欲、功名利禄、得失祸福以及贫富贵贱，如何安度人生，怎样滋养健康并获得长寿？是人类一直都在苦苦追问和探寻的命题。为了解开这一旷世命题，千百年来，无数名医大师乃至奇人异士都对健康作了仁者见仁、智者见智的注解。

　　为此，我们有必要先弄明白什么是健康？其实，在《辞海》《简明大不列颠百科全书》以及《世界卫生组织宪章》等词典文献中，对"健康"一词都作过明确的解释和定义，在这里没有必要再赘述。而就中文语义而言，"健康"原本是一个合成的双音节词，这两个字有不同的起源，含义也有较大的差别。具体地讲，"健"主要指形体健硕、强壮，因此，有健身强体的日常用语。《易经》中"天行健，君子以自强不息"说的就是这个意思；而"康"主要指心态坦荡、宁静，像大地一样宽厚、安稳，因此，有康宁、康泰、安康的惯常说法。孔圣人所讲的"仁者寿、寿者康"阐述的就是这个道理。据此，我的理解是"健"与"康"体现了中国文化的二元共契与两极互动，活脱就像一幅阴阳互补、和谐自洽的太极图：健是张扬，是亢奋，是阳刚威猛，强调有为进取；康是温宁，是收敛，是从容绵柔，强调无为而治。正如《黄帝内经》的《灵枢·本神》篇里所讲的"智者之养生也，必顺四时而适寒暑，和喜怒而安居处，节阴阳而调刚柔，如是，则避邪不至，长生久视"那样，才能使自己始终处于一个刚柔相济、阴阳互补的平衡状态，从而达到养生、健康、长寿的目的。而至于那种认为"不得病就意味着健康"的认识，是很不全面的。因为事实上，人生在世，吃五谷杂粮，没有不得病的。即使没有明显的疾病，每个人对健康与否的感觉也具有很大的主观性和差异性。换句话说，觉得身体健康，不等于身体没病。《健康手册》的作者约翰·特拉维斯就曾经说过："健康的人并不必须是强壮的、勇敢的、成功的、年轻的，甚至也不是不得病的。"所以，我认为，健康是相对的、动态的，是身体、心灵与精神健全的完美结合和综合体现，是生命存在的最佳状态。

如果说长寿是人们对于明天的希冀，那么健康就是人们今天需要把握的精彩。从古到今，人们打破了时间和疆界的藩篱，前赴后继，孜孜以求，在奔向健康的路上，王侯将相与布衣白丁，医生、护士与患者无不如此。从"万寿无疆"到"永远健康"，这里除了承载着一般人最原始最质朴的祈求和祝愿外，也包含了广大民众对养生长寿之道的渴求。特别是随着社会的进步、经济的发展、人们生活水平和文明程度的提高，健康已成为当下大家最为关注的热点、难点和焦点问题，一场全民健康热、养生热迅速掀起。许多人想方设法寻访和学习养生之道，有的甚至道听途说，误入歧途。对此，我认为当务之急就是要帮助大家确立科学全面的养生观。其实，古代学者早就提出了"养生贵在养性，而养性贵在养德"的理论。孔子在《中庸》中提出"修生以道，修道以仁"，"大德必得其寿"，讲的就是有高尚道德修养的人，才能获得高寿。而唐代著名禅师石头希迁（又被称为"石头和尚"）无际大师，91岁时无疾而终。他曾为世人开列的"十味养生奇方"中的精要就在于养德。他称养德"不劳主顾，不费药金，不劳煎煮"，却可祛病健身，延年益寿。德高者对人、对事胸襟开阔，无私坦荡，光明磊落，故而无忧无愁，无患无求。身心处于淡泊宁静的良好状态之中，必然有利于健康长寿。而现代医学也认为，积德行善，乐于助人的人，有益于提高自身免疫力和心理调节力，有利于祛病健身。由此，一个人要想达到健康长寿的目的，必须进行科学全面的养生保健，并且要清醒地认识到：道德和涵养是养生保健的根本，良好的精神状态是养生保健的关键，思想观念对养生保健起主导作用，科学的饮食及节欲是养生保健的保证，正确的运动锻炼是养生保健的源泉。

"上工不治已病治未病"，意思是说最好的医生应该预防疾病的发生，做到防患于未然。这是《黄帝内经》中最先提出来的防病养生之说，是迄今为止我国医疗卫生界所遵守的"预防为主"战略的最早雏形。其中也包含了宣传推广医学科普知识，倡导科学养生这一中国传统健康文化的核心理念。然而，实事求是地讲，近些年来，在"全民养生"的大潮中，相对滞后的医学科普宣传，却没能很好地满足这一需求。以至于出现了一个世人见怪不怪的现象：内行不说，外行乱说；不学医的人写医，不懂医的人论医。一方面，老百姓十分渴望了解医学防病、养生保健知识；另一方面，擅长讲医学常识、愿意写科普文章的专家又太少。加之，中国传统医学又一直信奉"大医隐于民，良药藏于乡"的陈规，坚守"好酒不怕巷子深"的陋识，由此，就为那些所谓的"神医大师"们粉墨登场提供了舞台和机会。可以这么说，凡是"神医大师"蜂拥而起、兴风作浪的时候，一定是医疗资源分配不均、医学知识普及不够、医疗专家作为不多的时候。从2000年到2010年，尽管"邪门歪道"层出不穷，但他们骗人的手法却如出一辙：出书立传、上节目开讲坛，乃至卖假药卖伪劣保健品，并冠以"国家领导人保健医生"、"中医世家"、"中医教授"等虚构的身份、虚构的学历掩人耳目，自欺欺人。这些乱象的出现，我认为，既有医疗体制上的多种原因，也有传统文化上的深刻根源，既是国人健康素养缺失的表现，更是广大医务工作者没有主动作为的失职。因此，我愿与同行们在痛定思痛之后，勇敢地站出来，承担起维护医学健康的社会责任。

无论是治病还是养生，最怕的是走弯路、走错路，要知道，无知比疾病本身更可怕。世界卫生组织前总干事中岛宏博士就曾指出："许多人不是死于疾病，而是死于无知。"综观当今医学健康的图书市场，养生保健类书籍持续热销，甚至脱销。据统计，在2009年畅销书的排行榜上，前20名中一半以上与养生保健有关。到目前为止，全国已有400多家出版社出版了健康类图书达数千种之多。而这其中，良莠不齐，鱼目混珠。鉴于此，出于医务工作者的良知和责任，我们以寝食难安的心情、扬清激浊的勇气和正本清源的担当，审慎地邀请了既有丰富临床经验又热衷于科普写作的医疗专家和学者，共同编写了这套实用科普书籍，跳出许多同类书籍中重知识宣导、轻智慧启迪，重学术堆砌、轻常识普及，重谈医论病、轻思想烛照的束缚，从有助于人们建立健康、疾病、医学、生命认识的大视野、大关怀、大彻悟的目的出发，以常见病、多发病、意外伤害、诊疗手段、医学趣谈等角度入手，系统地介绍了一系列丰富而权威的知病治病、自救互救、保健养生、康复理疗的知识和方法，力求使广大读者一看就懂、一学就会，从而相信医学，共享健康。

　　最后，我想坦诚地说，单有健康的知识，并不能确保你一生的健康。你的健康说到底，还是应该由自己负责，没有任何人能替代。你获得的知识、学到的技巧、养成的习惯、作出的选择以及日复一日习以为常的生活方式，都会影响并塑造你的健康和未来。因此，我们必须从现在开始，并持之以恒地付诸实践、付诸行动。

　　以上就是我们编写此书的初衷和目的。但愿能帮助大家过上一种健康、幸福、和谐、美满的生活，使我们的生命更长久！

武警总医院院长　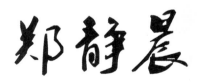

二〇一二年七月于北京

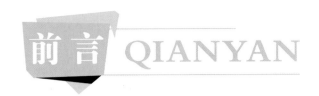

前言 QIANYAN

　　自然灾害是人类赖以生存的自然界所发生的异常现象，给人类社会和人民的生命财产带来巨大的损失，我们人类是无法抗拒的。

　　2001年至2011年近10年，国际上死亡人数上千的地震有16次。在伤亡最为严重的7次地震中，2011年日本地震、2004年印尼地震均伴随着严重的海啸，2010年海地地震造成死亡和失踪人数最大，其中，2008年中国汶川地震造成的受灾人数最多，是过去10年中国际范围内发生的破坏性最强的灾害之一，造成的伤亡人数超过37万。

　　中国是一个自然灾害频发的国家，从科学的意义上认识这些灾害的发生、发展以及尽可能减小灾害后所造成的危害是国际社会的一个共同主题。世界卫生组织提出：灾后不一定必然发生疫情，关键是改善卫生条件、做好宣传教育。

　　人们常常会误解自然灾害与传染病之间的关系。人们会从尸体联想到传染病，从而担心"大灾之后必有大疫"。然而，灾后疫情爆发的风险主要是与人口迁移相关的。是否有清洁的水源和卫生设施、人群密度、人群本身的健康状况以及是否有适当的医疗服务等，都会与当地的疫病生态相互作用，并最终影响传播性疾病爆发的风险以及感染人群的死亡率。历史上曾经有过很多灾害疫情教训，当年会有一些疫情，但在第二年、第三年还会出现。增强救援队卫生防疫知识，提高公众的自我保护意识以及自救和疾病预防能力，是把灾害所带来的危害降低到最低限度的重要手段。

　　灾难固然不幸，但通过灾难所积累的医学救援经验、对救援规律的认识和救援能力的储备，是灾难留给人类共同的知识遗产。作为卫生防疫工作者，救援实战告诉我们，在突发灾害面前，制定有效的卫生应急对策，确保人民的健康和生命安全，这是我们救援人员的神圣使命！

《卫生防疫——时刻准备着直面灾害》一书着重阐述了灾后卫生防疫工作的知识及注意要点等内容。如何积极面对以后的各种突发性灾难，应该是没有经历过灾难的人或经历过灾难的人更值得思考的问题。

我们愿本书在任何灾后疫情发生之前，能够指导灾区人们尽早地做好应对准备，能够帮助民众直面灾害临危不乱，让灾后卫生防疫筑起一道安全防线。

每一个救援队不可能长期留守在当地，因此要加强宣传教育，把卫生防疫知识传教给当地的群众，让知识与技术链条有效运转，留下一支永不撤离的防疫队，使防控工作能够持续有效地一直进行下去。

曹　力

二〇一五年七月十七日

C 目录
CONTENTS

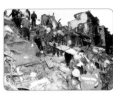
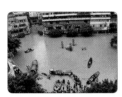

概说灾害

灾害后的保护伞
—— 卫生防疫

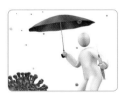
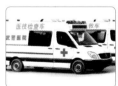

灾害后应知身边疫情
——健康无敌

灾害后最当小心
传染病

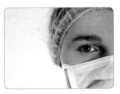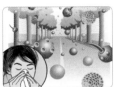

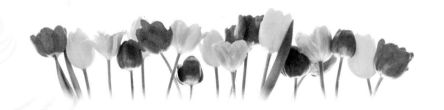

灾害后消杀灭技术
——"武器"在手

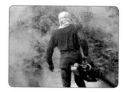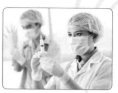

灾害后的关注"焦点" ——食、水防控

灾害后的机体防御
——免疫接种

灾害后的防护法宝
——基本技术

灾害后应对常识
——手卫生法宝

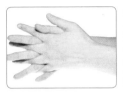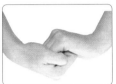

常见灾害后
应对次生灾难
——科学生存

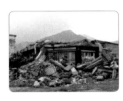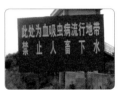

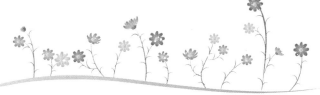

灾害后早期救"心"
——心理救援

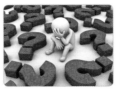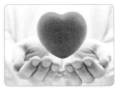

常见应急救援应备的装备——实用方案

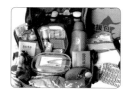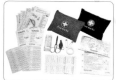

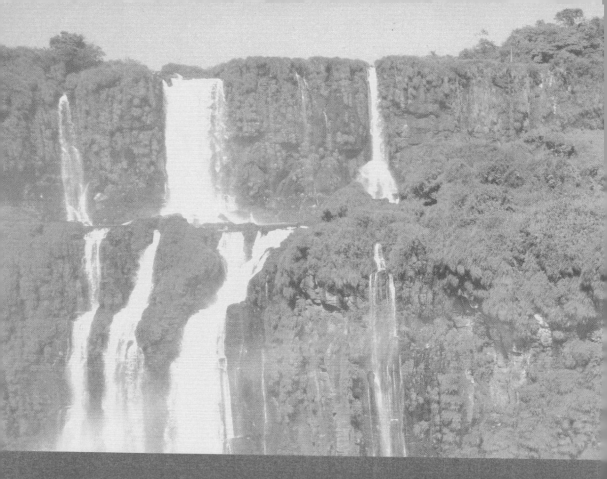

GAISHUOZAIHAI

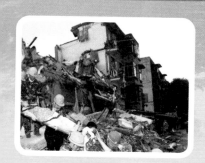

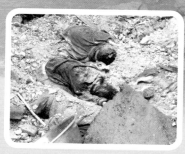

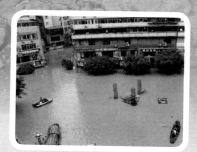

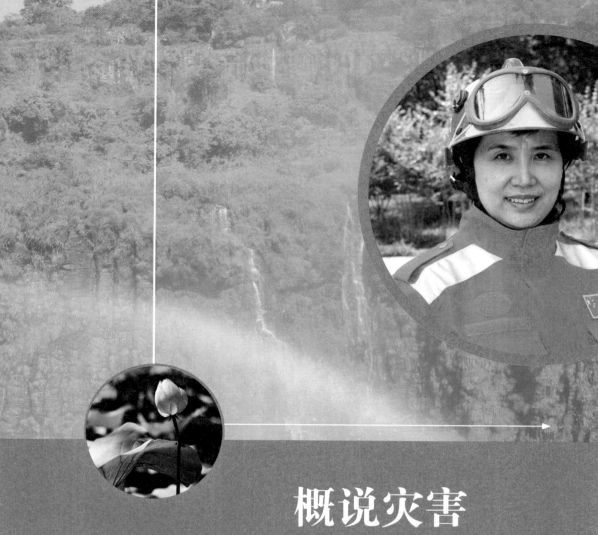

概说灾害

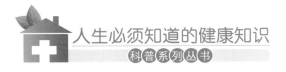
这份"秘密"报告，不是危言耸听

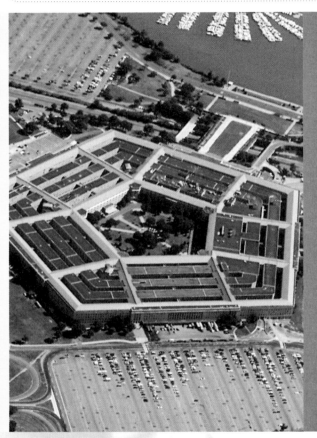

2004年美国五角大楼向布什总统递交的一份"秘密"报告中指出：今后20年，全球气候变化对人类构成的威胁将超过恐怖主义。

联合国国际减灾战略和灾害流行病学研究中心发布的灾害统计数据显示，2010年是近20年来因自然灾害死亡人数最多的年份之一。共发生自然灾害373起，造成经济损失1100亿美元，受灾人数2亿多，因灾死亡人数达到29.68万人。

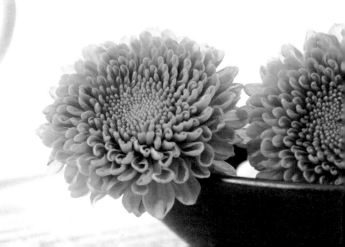

话说灾害

人类居住的地球是一个完整的生态系统，各种自然因素保持相对稳定，为生命的存在提供了必要的条件。若是自然因素或人类的活动对人类社会造成人员伤亡、财产损失、生态破坏，就形成了灾害。

灾害是怎样形成和发生的

灾害的发生和形成既决定于自然条件或人类活动诱发的自然变异的性质和程度，也取决于人类社会对灾害破坏的抵御能力。例如，建筑物的质量好、抗震能力强，在地震发生时倒塌的可能性就小。另外取决于人类社会对灾害预防的程度。例如，1970年强劲的旋风袭击了毫无准备的孟加拉国，造成30万人员死亡，而1985年再次的强旋风，由于有了准备和前一次的经验，死亡人员减至1万。

灾害对人类的损害方式

对人直接的损害：如地震造成的人员伤亡等；另一种是延迟出现的，如放射线对人体的损伤。

对人间接的损害：如洪水污染了水源，灾区的人群饮用了被污染的水，引起胃肠道传染病的流行；如地震破坏了人们居住的环境，造成露宿街头，使人的抵抗力下降后引发的疾病。

没有对人类造成危害能称之灾害吗

没有造成对人类的危害就不能称之为灾害。例如，海洋中不波及人的海啸，无人生活的沙漠中的干旱等，不会对人群造成损害，所以不能称之为灾害。

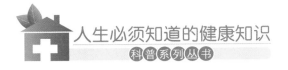

什么是自然灾害

自然灾害是由自然因素造成的人类生命、财产、社会功能和生态环境等损害的事件和现象。包括气象灾害、地震灾害、地质灾害、海洋灾害、生物灾害、森林或草原火灾等。

我国对自然灾害是如何分类的

自然灾害的分类是个很复杂的问题，根据不同的因素，考虑其特点和灾害管理及减灾系统的不同可归结为七大类，每类又包括若干灾种。

（1）气象灾害：包括热带风暴、龙卷风、雷暴大风、干热风、干风、黑风、暴风雪、暴雨、寒潮、冷害、霜冻、雹灾及旱灾等。

（2）海洋灾害：包括风暴潮、海啸、潮灾、海浪、赤潮、海冰、海水侵入、海平面

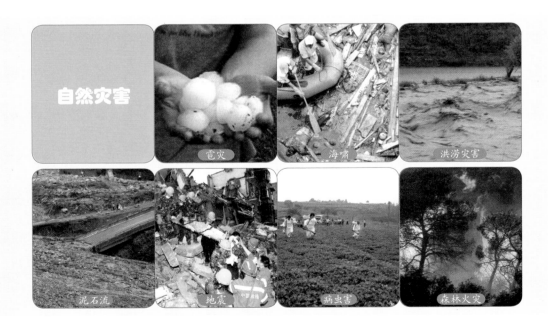

自然灾害

雹灾

海啸

洪涝灾害

泥石流

地震

病虫害

森林火灾

上升和海水回灌等。

（3）洪水灾害：包括洪涝灾害、江河泛滥等。

（4）地质灾害：包括崩塌、滑坡、泥石流、地裂缝、塌陷、火山、矿井突水突瓦斯、冻融、地面沉降、土地沙漠化、水土流失、土地盐碱化等。

（5）地震灾害：包括由地震引起的各种灾害以及由地震诱发的各种次生灾害，如沙土液化、喷沙冒水、城市大火、河流与水库决堤等。

（6）农作物灾害：包括农作物病虫害、鼠害、农业气象灾害、农业环境灾害等。

（7）森林灾害：包括森林病虫害、鼠害、森林火灾等。

我国针对突发事件的分类如下：

自然灾害、事故灾害、公共卫生事件、社会安全事件。

不同灾种有预警或应急准备时间吗？发生时间及地点有规律吗

有关情况可参见下表。

灾种	预警或应急准备的时间	发生季节	发生地点
洪涝	几天至10天的预警时间	雨季	江河流域
滑坡、泥石流	几小时至几天的持续降雨	雨季	山区
台风	一星期至10天的预警时间	夏季	沿海
林火	几小时	旱季	林区
地震	一般为零	全年	任何地方

（本章编者：刘惠亮　刘海峰　李明　张开　曹力）

ZAIHAIHOU DE BAOHUSAN
——WEISHENG FANGYI

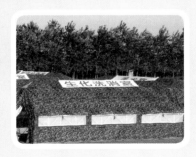
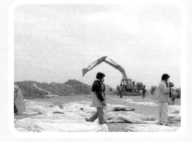
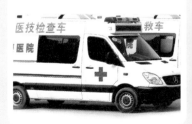

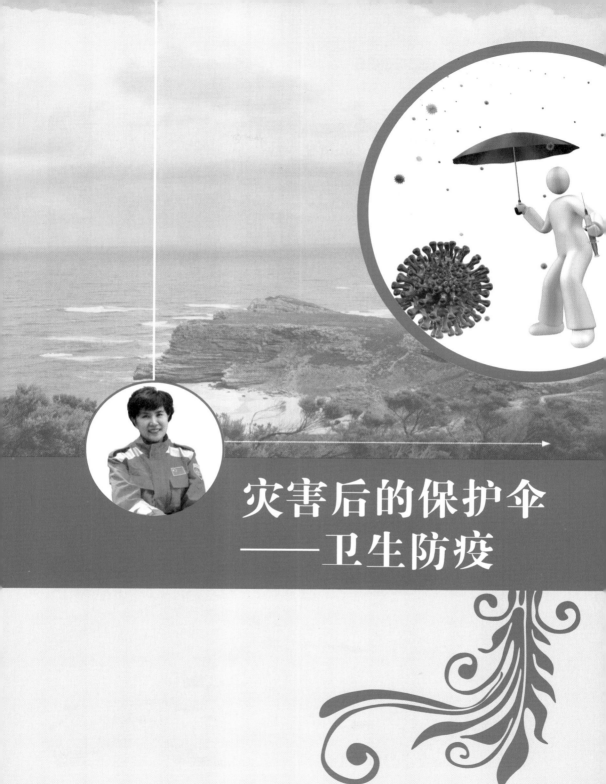

灾害后的保护伞
——卫生防疫

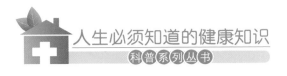
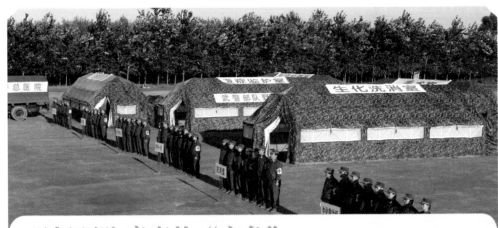

唱好预防疫魔的"主角"

历史上曾经有过很多灾害后疫情教训,灾害发生当年会有一些疫情,但在第二年、第三年还会出现。增强民众及救助者卫生防疫知识,提高公众的自我保护意识以及自救和疾病预防能力,是把灾害所带来的危害降低到最低限度的重要手段。

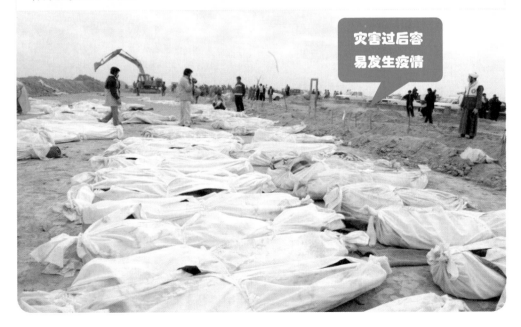

灾害过后容易发生疫情

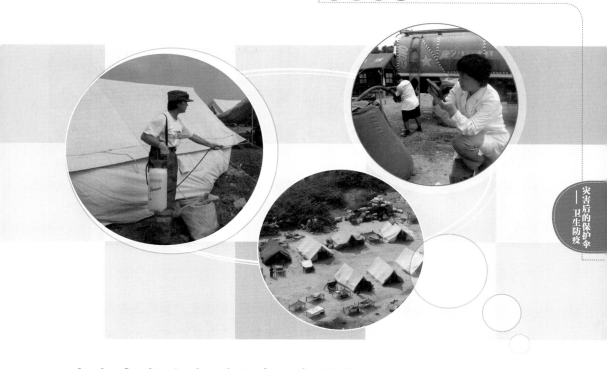

灾害后的保护伞——卫生防疫

当灾害发生之后为何要开展卫生防疫工作? "主角"要了解哪些变化

　　如发生了大地震,灾后会迅速使有利于传染病发生的因素大大增加。俗话说:"大灾之后,必有大疫。"因此,早期开展卫生防疫有其深远意义。那么,每个人都要承担起"主角"的义务,更要了解其中所表现的变化为:

　　一是　生态环境发生了变化,虫媒性生物、啮齿动物等改变了活动的空间。

　　二是　公共环境、居住环境卫生改变,环境恶化,粪便、垃圾等来不及处理。

　　三是　医疗服务系统的破坏。

　　四是　生活形态的改变,居家生活会失去免疫保护屏障,感染疾病的机会大大增加。

　　五是　心理的变化和生理抵抗能力的下降。

　　六是　大量救灾人员的涌入。

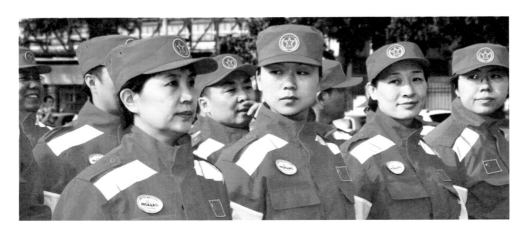

何谓卫生防疫

卫生防疫是卫生事业的重要组成部分。在研究、评价生产和生活中各种有害因素与群体健康之间的关系后，提出为保护人民健康所应采取的预防措施和卫生要求，并组织监督其实施。即包括环境卫生、食品卫生、劳动卫生、学校卫生和职业病与地方病的预防等。

卫生防疫专业领域包含哪些内容

卫生防疫涵括了疾病预防控制、卫生监督检测、预防技术咨询与服务、基层防疫人员培训和卫生健康教育的业务技术指导，流行病防治、计划免疫、消杀灭、地慢病防治、结核病防治、性病防治、寄生虫病防治、食品卫生、环境卫生劳动卫生、放射卫生、学校卫生、健康教育、卫生检验、预防医学等内容。

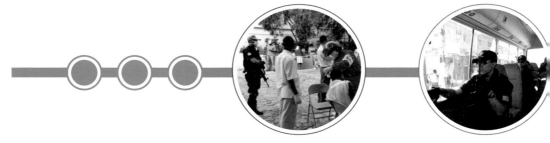

大灾之后卫生防疫工作将面临哪些挑战和疫情

（1）环境的影响。包括在特殊环境中（如热、寒、高原等恶劣环境）和灾后破坏环境两方面所引发的问题，如热带、亚热带地区的救援，易发生中暑、皮肤病对人体健康不利因素。

（2）疫情对救援人员的威协。如进驻的灾后地域自然条件艰苦，很多地区是肝炎、痢疾、结核、钩体病、鼠疫等传染病的高发区，救援人员频繁与灾民与社会外界接触，易发生传染病流行。因而各种病原携带者作为传染源而更易传播。

（3）艰苦条件的威胁。所处地域由于饮水、饮食卫生状况差，条件简陋，饮食、饮水卫生质量得不到保证。

（4）不安定因素的压力。受灾地域的社会治安的危险性、残酷性，给予救援人员巨大的心理压力等。

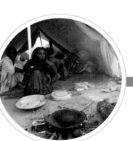

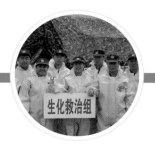

生化救治组

和平时期我国非战争军事行动中暴露出哪些突出问题

我国是一个自然灾害频发的国家，军地医疗队等参与各种抢险救灾、处突反恐等医学救援活动越来越多。和平时期非战争军事行动在医学救援、卫生防疫、心理救助、后勤保障四大方面既有成功经验又暴露出一些突出问题。其中卫生防疫和心理救援处于灾害后期介入，呈后滞状态。应大力加强非战争军事行动医学救援中防疫能力建设，并应采取与医学救援并重的策略——主动卫生防疫策略（搜、救、防）。

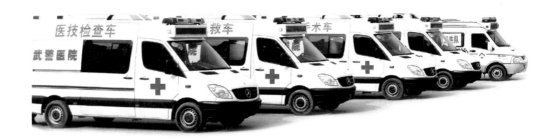

公共卫生防疫基本职能或核心职能是什么

公共卫生防疫指的是影响健康的决定因素,诸如预防和控制疾病,预防伤害,保护和促进人群健康,实现公平性的一组活动。

发生灾害的3~5天以后
才开展卫生防疫工作吗

我国汶川地震等大地震后,很多医疗队在灾害发生的3~5天,才要求将工作重点从伤员救治向医治与防疫转变,存在重救治轻预防和"标准预防"概念模糊等问题。国际减灾专家认为,"对付自然灾害反应能及时到位,但预防投入远远不足"。结合中国国际救援队21批次参加国内外救援实战及对于公共卫生、防疫保健、心理卫生学科建设发展问题的思考,针对我国卫生防疫工作处于灾害后期介入,呈滞后状态,有不少专家提出应早期关注,并实施主动卫生防疫策略。

什么是主动卫生防疫策略

主动卫生防疫策略即在灾害救援"搜索"早期主动前伸开展标准预防,"救治"中纵深卫生防病与救治同步，随之"防御"覆盖医疗始末及灾害救援全过程。重点把握应急医学救援与卫生防病防疫以主动同步并重策略，应预防为先而非疫情出现再被动地控制。

在自然灾害期间应怎样做好疾病的预防与控制工作

首要任务是积极做好各类传染病预防与控制工作。

① 灾害快速评估　　**②** 预防性卫生措施　　**③** 相关疾病监测系统重建　　**④** 相关疾病爆发控制

灾害救援与医学救援之间的关系

灾害救援：包括医疗救援、物资补充、灾区的恢复和重建。

医疗救援：是指在各种自然灾害和人为事故所造成的灾害损害的条件下实施的医疗急救、疾病防治和卫生保障。

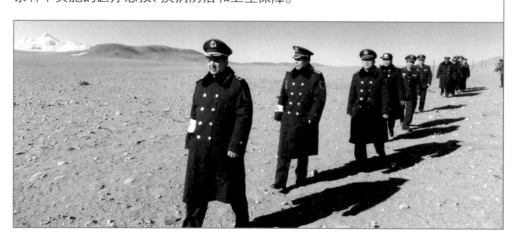

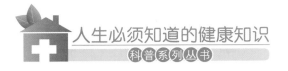
我国应急机制的目标，应急预案框架体系都包括哪些

机制目标：统一指挥、功能齐全、反应灵敏、运转高效。

体系包括：总体应急预案、专项应急预案、部门应急预案、地方应急预案、企事业单位应急预案、主办单位应急预案。

原则：以人为本，减少危害。

面对突发事件的应急管理、指挥、救援计划等应急预案应具体体现的重要子系统

(1)完善的应急组织管理指挥系统；

(2)强有力的应急工程救援保障体系；

(3)综合协调、应对自如的相互支持系统；

(4)充分备灾的保障供应体系；

(5)体现综合救援的应急队伍等。

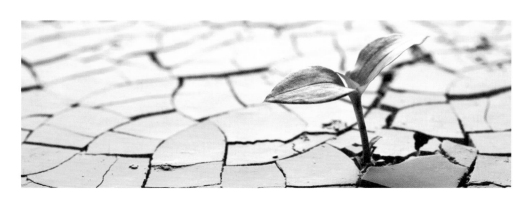

世界卫生组织关于灾后防疫的观点

灾后不一定必然发生疫情，关键是改善卫生条件、做好宣传教育。

美国灾后防疫的经验

（1）重视公民组织和团体在危机预防、应对、善后中的作用。它规定由专门机构负责召集这些团体，开展公民培训等社区活动，按公民技能和实际需要组织社区应急小组、医疗预备队，提供社区守卫和志愿警察服务等。

（2）强调应急不仅是国家和地方的责任，也是公民的个人责任，要求公民平时就做好应急准备，备好足够3天生存所需的应急物品。这些物品包括换洗衣物、睡袋、食品和水、手电、半导体收音机、药品等。

灾后卫生防疫的基本原则

（1）迅速及时地采取防疫措施。

（2）防疫的全面性：防疫措施要涵盖传染病发生的各个环节；防疫措施要在灾区广泛开展。

（3）防疫的长期性：如唐山大地震后，防疫队伍三年后1979年才最终撤离。长期防疫的最好方式就是教会每一个灾区群众如何自我防护。

（本章编者：曹力 陈金宏 杨慧宁 吕岩 高敏）

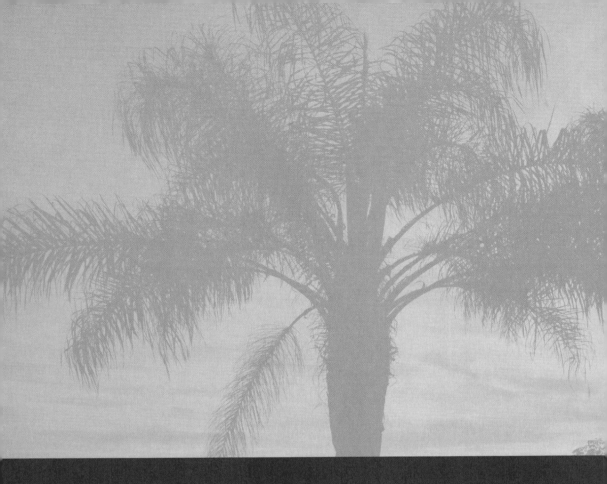

ZAIHAIHOU YINGZHI SHENBIAN YIQING——JIANKANG WUDI

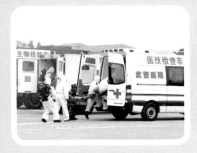 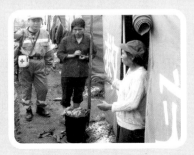 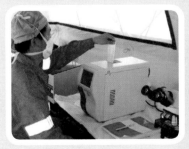

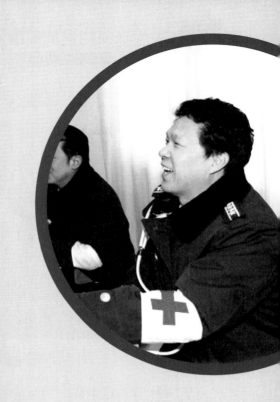

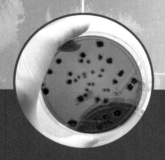

灾害后应知身边疫情
——健康无敌

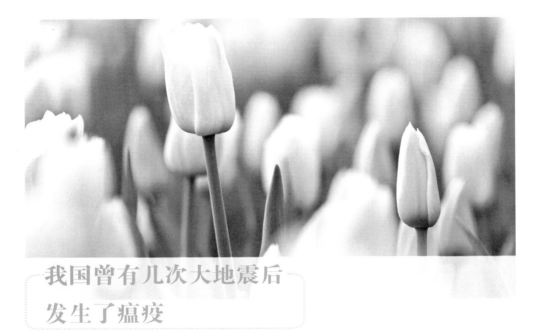

我国曾有几次大地震后发生了瘟疫

（1）1920年宁夏海原发生大地震，除被地震砸死、没有食物致死外，绝大部分死者死于第二年的春疫；

（2）1945年在河北滦县发生的一次6.3级的地震中，震亡的人不多，第二年夏秋发生疫病死人很多，有些人"午前为父刚送葬，过午自己又身亡"；

（3）1956年1月陕西发生大地震，当时死亡10万人，而在第二年发生大瘟疫中却死亡70多万人。

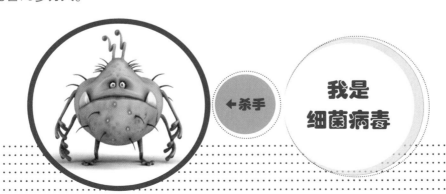

←杀手

我是细菌病毒

历史上危害过人类的传染病

历史上危害过人类的传染病有鼠疫、天花、霍乱、麻风、白喉、梅毒、斑疹伤寒、疟疾、狂犬病、肺结核等数十种。当然，它们给人类带来的危害程度并不相同，其中以鼠疫和天花为最。

鼠疫又称黑死病，在人类历史上有数次毁灭性的鼠疫大流行，在西罗马帝国曾有五次大的疾疫流行，鼠疫无疑是其中最常见和毁灭性最大的一种。据当时记述，瘟疫高峰期每日死亡达万余人之多，整个城市被毁掉并不罕见，有学者认为瘟疫的破坏因素对西罗马帝国的衰亡比战争更重要。

天花，是历史上另一种对人类造成极大危害的烈性传染病。据记述，在古埃及法老拉美西斯五世的木乃伊和其他古埃及木乃伊上，发现有天花留下的疤痕。公元3世纪和公元4世纪罗马帝国都有大规模天花流行。在18世纪欧洲大陆流行有多种传染病，其中以天花的危害尤甚。欧洲殖民者还把天花带到新大陆，给生活在那里的印第安原住民（土著）带来毁灭性打击。

在我国历史上天花有许多名称，如虏疮、豆疮、天行斑疮、天疱疮等。大约出现于汉代，晋代有流行的记载，唐宋时亦多，元明以来尤为猖獗。

令人欣慰的是，在与天花的斗争中人类大获全胜，1977年，最后一例自然发生的天花在索马里被治愈。1980年世界卫生组织宣布天花已在全世界彻底消灭，这是人类与传染病的斗争中所取得的最辉煌战果。

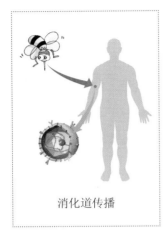

消化道传播

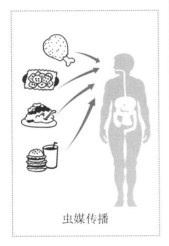

虫媒传播

地震灾害后应重点防控的疾病

地震后首要防控的应是重点传染病。其有四大类:

(1)肠道传染病:地震灾害后造成供水系统严重破坏、居住条件与环境破坏、食品供应短缺、地面水造成污染及进入夏秋季节等因素,灾民易受到霍乱、细菌性痢疾、伤寒、感染性腹泻等肠道传染病和集体性食物中毒的威胁。

(2)虫媒传染病:地震灾害造成生态破坏,更加剧蚊、蝇等虫媒大量滋生繁殖,增加传播感染机会,灾民将会受到乙脑、登革热、疟疾等虫媒传染病的侵袭。

(3)呼吸道传染病:地震灾害后,大量灾民生活在简陋居住点,居住拥挤,呼吸道传染病传染源与易感人群混住,相互接触,极易发生流行性感冒、麻疹、流行性脑脊髓膜炎等传染病传播与爆发。

(4)自然疫源地疾病:根据该地区有否存在疫源地疾病,在灾区传染病防治上应予重视,加强疫情监测、报告和防范。

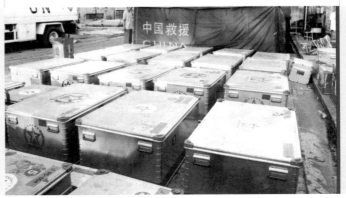

了解灾后疫情和开展疫病流行趋势评估很重要

发生灾害后一般当地疾病预防控制部门、医学救援队或当地医学志愿者会到达灾区。

首先，您要向他们了解灾区既往传染病疫情动态、当前主要流行的传染病病种及发病特点。

其次，若您是志愿者应积极协助灾区区域范围内，结合了解到的当地传染病主要发病特点，开展灾区传染病流行趋势评估，并提出主要控制措施。

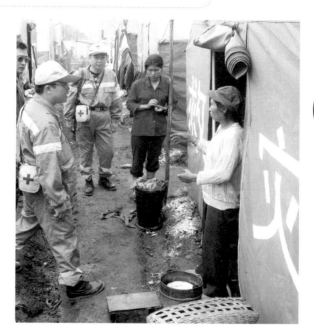

灾害后应知
——身边疫情
健康无敌

评估疫情风险需要确定的内容有哪些

需要确定的内容是：

（1）受灾地区常见的地方病和流行趋势。

（2）灾区人群的生活状况。包括人口数量、规模、居住地点和聚居密度。

（3）洁净水的供给状况，卫生保健设备是否足够。

（4）灾区人群的基本营养状况和疫苗接种率。

（5）医疗保健和病例管理状况。

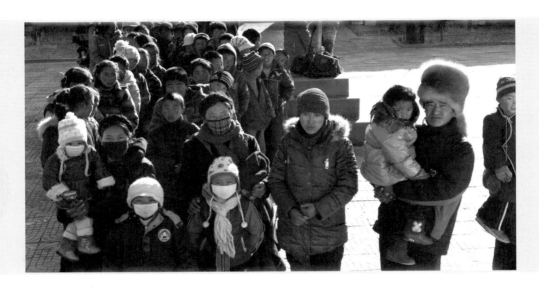

您知道灾区传染病防治
的主要措施有哪些

（1）建立疫情报告与监测　若医学救援队或当地医学志愿者，在承担救灾的区域范围内要建立传染病报告制度，对发现的法定报告传染病做好登记后报告；并在灾区居民点建立传染病疫情监测，落实居民点人员情况，每日收集居民传染病发病情况。

（2）开展相关疫苗免疫接种　若医学救援队或当地医学志愿者，可针对灾区居民可能发生的传染病，开展疫苗接种，提高灾区居民人群免疫力，控制和减少免疫可预防疾病的发生。

（3）指导灾区居民点落实传染病相关措施。

具体措施如下：

（1）做好饮用水源的保护与饮水消毒，确保水源安全，减少肠道传染病的发生。

（2）加强食品卫生工作，开展有关食品卫生方面的宣传，提高灾民食品卫生知识，指导灾民做到食品现烹饪并不存留，污染和未污染的食品分开，操作时注意生熟

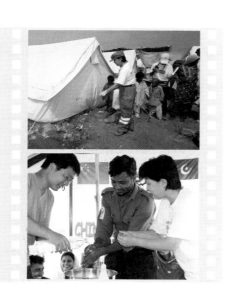

分开，控制食品中毒及食源性疾病的发生。

（3）指导灾民做好环境卫生，包括简易厕所修建、垃圾粪便的处理；居室的开窗通风等。

（4）开展健康教育。针对当地灾区特点和可能流行的传染病开展健康教育，可采取发放卫生宣传资料，利用媒体、黑板报对居民进行集中授课等方式开展宣传教育。

（5）对报告的重点疫情、灾民居住点出现的爆发疫情及时调查处置，落实相关控制措施，控制疫情蔓延。

灾区传染病疫情监测报告都有哪些基本形式和要求

有两种报告基本形式：电话报告和网络直报。

电话报告要求：

（1）国家法定报告的传染病：灾区各级医疗机构、医疗队、医学志愿者，在救治诊疗中发现已诊断的鼠疫、霍乱、传染性非典型肺炎、人感染高致病性禽流感、炭疽病例疑似患者和确诊患者及病原携带者，应立即报告所在地疾病预防控制中心。

报告内容：包括所属地区、街道（乡镇），姓名、年龄、职业、地址、发病日期、初诊日期、确诊日期、死亡日期、主要症状、体征、病原菌检查结果等。所在地疾病预防控制中心接报后，经初步核实应用电话向地区、省（市）疾病预防控制中心报告。

（2）突发公共卫生事件报告的疾病：灾区各级医疗机构、医疗队、医学志愿者，在救治诊疗中发现甲、乙、丙类传染病爆发或流行、食源性疾病爆发（含集体性食物中毒）、多例同一症状群体不明原因疾病爆发等突发公共卫生事件，应立即电话上

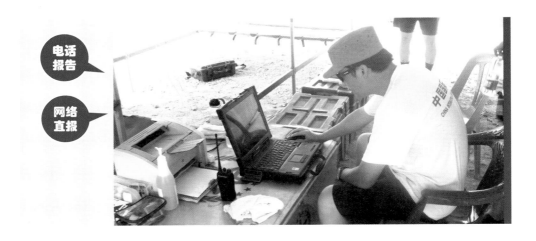

报所在地疾病预防控制中心。报告内容：时间、地点、发患者数及波及范围大小，有无死亡情况，可能发病原因、初步采取的控制措施等内容。所在地疾病预防控制中心接报后，经初步核实应用电话向地区、省（市）疾病预防控制中心报告。

（3）重点传染病发病动态监测报告：灾区各级医疗机构、医疗队、医学志愿者，根据灾害严重程度和可能发生的传染病流行及灾区通讯设备恢复程度，必要时开展重点传染病发病动态监测报告或零报告制度；开展灾区居民点流感样病例、腹泻病例发病动态每日报告；利用医疗队为灾民治病，建立和收集灾民每日就诊人数、腹泻患者数、流感样病例数，以掌握重点疾病的发病动态。

网络直报要求：

一般由医疗机构或灾区疾病预防控制中心管辖地区内专业人员。

灾区有哪些病种或病例是需要传染病疫情监测的

一是国家法定报告的甲、乙、丙类37种传染病为灾区传染病报告病种。

二是突发公共卫生事件及群体性不明原因的病例为报告病种报告。

应急预案的重要子系统有哪些

（1）完善的应急组织管理指挥系统；

（2）强有力的应急工程救援保障体系；

（3）综合协调、应对自如的相互支持系统；

（4）充分的保障供应体系；

（5）体现综合救援的应急队伍等。

哪几类传染病皆与自然灾害所致流离失所的受灾人群有关

1 与水相关的传染病；

2 与人群密集相关的疫情；

3 与媒介有关传染病；

4 与自然灾害相关的其他疾病；

5 由灾难供给中断造成的疾病；

6 灾难后心理疾病。

加大疫情监视视野，疫情监测信息每日总汇商报为重要。

（本章编者：曹 力 刘惠亮 杨 炯 杨 轶 封耀辉）

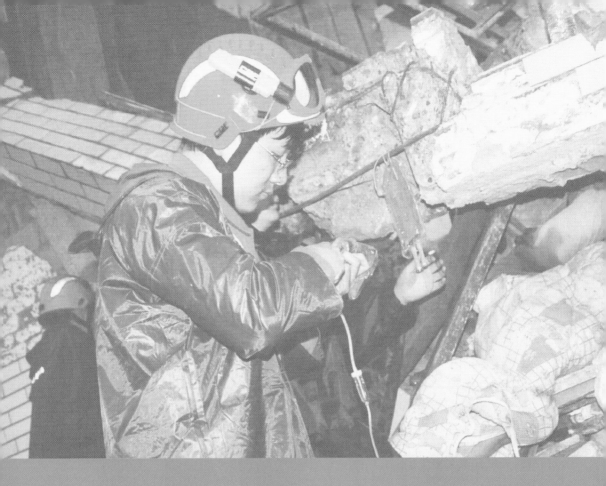

ZAIHAIHOU ZUIDANG
XIAOXIN CHUANRANBING

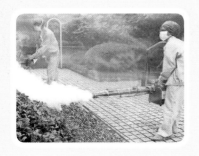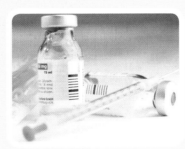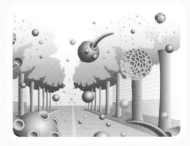

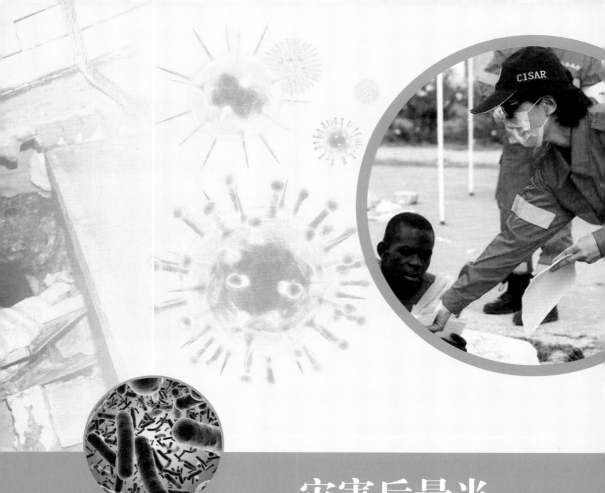

灾害后最当
小心传染病

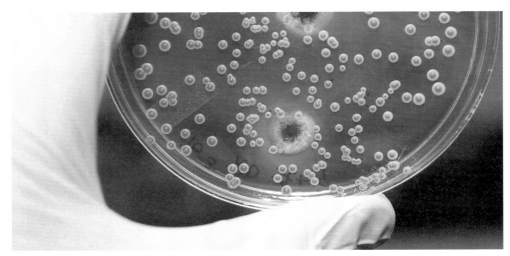

专家帮您揭开
烈性传染病鼠疫的真面目

鼠疫是由鼠疫杆菌引起的一种自然疫源性烈性传染病，具有传染性强、传播迅速、病死率高的特点。

【流行病学】

（1）传染源：主要是鼠类和其他啮齿类动物。

（2）传播途径：经鼠蚤叮咬传播、经啮齿类动物的皮、肉或直接接触、经呼吸道飞沫传播和消化道传播，其中腺鼠疫主要通过鼠蚤叮咬、皮肤接触传播，肺鼠疫主要通过空气飞沫传播。

（3）人群易感性：人群普遍易感，无性别差异。

（4）流行特征：

①流行情况：人类感染以非洲、亚洲和美洲最多。其中亚洲在越南、尼泊尔、缅甸、印度、俄罗斯和蒙古有流行。我国鼠疫主要发生在云南、青藏高原。

②自然疫源地：世界各地存在许多鼠疫自然疫源地，鼠类感染长期持续存在，呈反复的流行与静止交替，随时对人类构成危害。

③季节性：多发生在6~9月份,肺鼠疫多在10月以后流行。

④职业性：一般狩猎者。

【临床表现】

潜伏期1~6天,一般2~3天。腺鼠疫或败血型鼠疫为2~7天；原发性肺鼠疫为1~3天,短者仅数小时；曾预防接种者可长至12天。

各型鼠疫患者共同临床症状表现为突然发病、高热、剧烈头痛、恶心呕吐、呼吸急促、心率增快,腺鼠疫可在腹股沟和腋下、颈部等部位出现淋巴结肿大、疼痛；肺鼠疫可出现咳嗽、胸痛、血痰、粉红色泡沫痰。

【诊断原则】

按照国家鼠疫诊断标准(GB15991-1995)做好鉴别诊断。疑似、临床诊断和确诊鼠疫病例应根据如下常见各型鼠疫的主要临床表现结合流行病学、实验室检测结果进行全面分析诊断。

(1)腺鼠疫 一般在发病同时或1~2天内出现淋巴结肿大,肿大部位以股、腋、颈等淋巴结多见。淋巴结肿增大的速度极快,腺肿表面皮肤随着淋巴结的肿胀而变红、发热。因患者疼痛剧烈,患侧呈被迫姿势。

(2)肺鼠疫 可分为原发性肺鼠疫和继发性肺鼠疫。

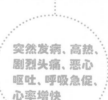

小心灾害后传染病最当

突然发病、高热、剧烈头痛、恶心呕吐、呼吸急促、心率增快

腺鼠疫可在腹股沟和腋下、颈部等部位出现淋巴结肿大、疼痛

肺鼠疫可出现咳嗽、胸痛、血痰、粉红色泡沫痰

原发性肺鼠疫潜伏期短、发病急剧，恶寒，高热达39~41℃，颜面潮红、眼结膜充血，由于呼吸困难、缺氧导致口唇、颜面及四肢皮肤发绀，甚至全身发绀。病初干咳，继之咳嗽频数，咯出稀薄泡沫痰，痰中混血或纯血痰。

继发性肺鼠疫在发病前，有原发腺鼠疫或败血症鼠疫症状。当继发肺鼠疫时，常表现为病情突然剧增，出现咳嗽、胸闷、呼吸困难，随之咳出稀薄泡沫样血痰，痰中含大量鼠疫菌，可成为原发性肺鼠疫流行的传染源。

（3）败血症鼠疫　败血症鼠疫系临床症状最严重的病型之一。患者有极明显的全身反应、恶寒、高热、剧烈头痛、狂躁、谵妄、神志不清、血压下降、呼吸促迫、皮下及黏膜出血，时有血尿、血便或血性呕吐物。

（4）皮肤鼠疫　患者可局部出现剧痛的红色丘疹，其后逐渐隆起形成有血性内容的水疱，周围呈现一环状隆起，基底坚硬，水疱破溃后创面呈灰黑色。

【治疗原则】

（1）就地严格隔离（单间病房），控制与外界接触。

（2）正确用药，各型鼠疫的特效治疗均首选链霉素治疗，其次是广谱抗生素。

①腺鼠疫链霉素成人用量为第1日2~3克（肌注），首次注射1克，以后每4~6小时注射0.5克，直到体温下降，退热后一般继续给药3天，每日1~2克，分2~4次注射。

②肺鼠疫和败血症鼠疫链霉素成人用量一般要求第1日5~7克，首次2克，以后1克/4~6小时，直到体温下降。在体温接近正常、全身症状显著好转后，应持续用药3~5天，每天2克。

③加以磺胺类药物作为辅助治疗或预防性投药。

④在用特效抗生素的同时，加用强心剂和利尿剂，以缓解鼠疫病菌释放的毒素对心、肾功能的影响。

【预防措施与应急处置】

（1）一般预防措施：

①健康教育：做好鼠疫防治的业务培训。医学救援队、医学志愿者、疾控人员

要掌握鼠疫的诊断和鉴别诊断、治疗原则、流行病学调查和疫点处理要求，做到早发现、早诊断、早报告、早治疗，减少死亡率，防止疫情的扩散蔓延。

②免疫接种：目前我国选用的菌苗是KV76鼠疫冻干活菌苗，免疫有效期为6个月，在鼠疫流行期前1~2个月以皮肤划痕法进行预防接种。由卫生部制药。

③开展以灭鼠为主的爱国卫生宣传教育，使广大群众了解鼠疫的危害，掌握鼠疫的基本知识，提高防病意识，特别是结合受灾地区春、秋两季保粮和退水后环境诊治开展灭鼠工作，降低鼠密度。

（2）应急处置：

①开展流行病学个案调查（见鼠疫个案调查表）。做好流行病学个案调查，核实诊断、查明鼠疫患者感染来源，污染范围和传播途径，提出预防控制措施。

②加强患者隔离，治疗鼠疫患者采取就地医院隔离，患者用专用车或救护车转送指定的传染病医院隔离治疗，对转运的救护人员做好个人防护和车辆消毒，患者家属不得随车前往。

③严格疫点疫区划分与封锁。

小隔离圈划定以鼠疫患者住处为中心，将周围可能被污染的区域（一个庭院或一栋房子或一个自然村）划定为小隔离圈。

大隔离圈划定以鼠疫患者住处为中心，将周围可能被污染的区域（一个村，一个街道部分或全部，或1~2公里范围内）划定为大隔离圈。

警戒圈划定将疫点周围5公里范围内所有居民点划定为警戒圈。

划定为小隔离圈内的居民实施封锁隔离，在封锁隔离期间严禁外出，严禁与其他人员接触。

④密切接触者医学观察。对与鼠疫患者有密切接触史的人员应实施医学观察，及时掌握密切接触者有无发生高热等鼠疫类似症状，对出现症状的密切接触者应

与其他密切接触者分开隔离，一旦确诊后应按照患者隔离治疗要求实施隔离治疗。对鼠疫密切接触者可运用磺胺或其他抗生素进行预防性服药，磺胺嘧啶剂量成人首剂2克，每4~6个小时服1克，连服5天。观察期限9天。

⑤消毒、灭蚤、灭鼠、环境卫生。

对小隔离圈内患者居住的房间、污染的环境及物品应用来苏尔、二氧化氯等消毒剂进行消毒。

对疫区所有房屋、地面、墙壁、室内物品等喷洒灭蚤药物（溴氰菊酯、奋斗呐、灭害灵等），加强对隔离圈及警戒圈范围内猫、犬动物管理。

在灭蚤的基础上对大、小隔离圈室内外开展灭鼠，应用高效灭鼠剂（鼠钠盐、溴敌隆等），采用熏蒸法或毒饵法进行，大、小隔离圈内经灭鼠处理后，无论家鼠、野鼠都要达到无鼠无洞标准。

对大、小隔离圈内环境开展整治工作，做到窗明几净，室内无尘、墙壁无缝，家具离地半尺，室内外无散在垃圾粪便，禽畜圈养，环境整洁。

⑥检诊、检疫。

由疾病预防控制中心和社区卫生服务中心（乡卫生院）专业医务人员负责对大、小隔离圈检诊、检疫，每日两次，如发现体温在37℃以上的发热患者，尤其是密切接触者在不能排除鼠疫时，应及时采集标本送检，进行细菌学、血清学诊断，并进行预防性治疗。

有关"鼠疫流行病学个案调查表"中的内容您需要了解，以便提示您或帮助他人咨询、调查、诊断等。见附表1。

隔离治疗
鼠疫患者

附表1　鼠疫流行病学个案调查表

国标码 □□□□□□　　　　　　　　　　病例编码 □□□□

1．一般情况

1.1 患者姓名_____

1.2 性别（1）男　（2）女

1.3 年龄（岁）_____

1.4 家庭住址_____地区（市）_____县（区）_____乡（农场、镇、街道）

1.5 职业（1）农民　（2）民工　（3）渔民　（4）工人　（5）学生　（6）干部职员

　　　　（7）医务人员（8）做家务及待业　（9）不详

1.6 父母姓名_____　单位_____　住址_____

　　　　　　_____　单位_____　住址_____

1.7 发病时间____年____月____日

1.8 发病地点_____

1.9 初诊日期____年____月____日

1.10 初诊单位_____

1.11 住院日期____年____月____日

1.12 出院日期____年____月____日

1.13 住院单位_____

1.14 报告单位_____

1.15 报告时间____年____月____日

1.16 诊断（1）是　（2）否

1.17 死亡日期____年____月____日

1.18 病程____天

2．临床表现

2.1 淋巴结肿大（部位：_____）（1）有　（2）无

2.2（1）咳嗽　（2）胸痛（3）泡沫痰

2.3 呼吸困难（1）有　（2）无

2.4 皮肤黏膜发绀（1）有　（2）无

2.5 恶寒、高热 (1) 是 (2) 否

2.6 最高体温 (_____℃) 口口

2.7 剧烈头痛 (1) 有 (2) 无

2.8 (1) 狂躁 (2) 谵妄 (3) 神志不清

2.9 (1) 皮下及黏膜出血 (2) 血尿 (3) 血便 (4) 血性呕吐物

2.10 血压_____毫米汞柱

2.11 胸透

_____

_____

_____

2.12 实验室检查

日　期	标　本	项　目	方　法	结　果

3. 流行病学调查

3.1 患者发病前10小时去过外地 (1) 是 (2) 否

3.2 该地是否有鼠疫流行 (1) 有 (2) 无

　　该地详细地址_____

3.3 是否接触过疑似患者 (1) 是 (2) 否

3.4 预防接种史：注射时间____年____月____日

　　菌苗种类_____

3.5 过去健康状况 (1) 优 (2) 良 (3) 差

3.6 病家及院内人口数

3.7 家庭中或院内有无其他人患鼠疫 (1) 有 (2) 无

3.8 疫村情况

3.8.1 户数_____人口数_____男_____女_____

3.8.2 地理交通情况 (附地图)

3.8.3 病死鼠发现情况：种类_____，只数_____

发现日期＿＿年＿＿月＿＿日

发现地点＿＿＿＿＿＿＿＿＿＿＿＿＿＿＿＿＿

3.8.4 病死鼠鼠疫检出情况：种类＿＿＿＿＿，只数＿＿＿＿＿

检出日期＿＿年＿＿月＿＿日

3.8.5 蚤类检出情况：种类＿＿＿＿＿，组成＿＿＿＿＿，只数＿＿＿＿＿

检出日期＿＿年＿＿月＿＿日

3.8.6 室内鼠密度＿＿＿＿＿，蚤指数＿＿＿＿＿

3.8.7 室外鼠密度＿＿＿＿＿，蚤指数＿＿＿＿＿

3.8.8 周围有无历史疫区（包括人类鼠疫疫区、地方性动物鼠疫疫区）

3.9 疫源地处理

＿＿＿＿＿＿＿＿＿＿＿＿＿＿＿＿＿＿＿＿＿＿＿＿＿＿

＿＿＿＿＿＿＿＿＿＿＿＿＿＿＿＿＿＿＿＿＿＿＿＿＿＿

＿＿＿＿＿＿＿＿＿＿＿＿＿＿＿＿＿＿＿＿＿＿＿＿＿＿

＿＿＿＿＿＿＿＿＿＿＿＿＿＿＿＿＿＿＿＿＿＿＿＿＿＿

3.10 密切接触者登记

姓 名	性 别	年 龄	住 址	接触方式

4. 转归　　痊愈　　死亡

5. 并发症

6. 小结

＿＿＿＿＿＿＿＿＿＿＿＿＿＿＿＿＿＿＿＿＿＿＿＿＿＿

调查者单位＿＿＿＿＿＿＿＿＿＿　调查者＿＿＿＿＿＿＿＿＿＿

审查＿＿＿＿＿＿＿＿＿＿　调查时间　　年　　月　　日

灾害后最当心传染病小

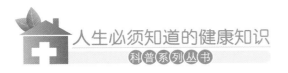

专家帮您揭开

烈性传染病霍乱的真面目

霍乱是由霍乱弧菌引起的烈性肠道传染病，夏秋季节流行，四季散发，属甲类传染病。临床表现轻重不一，典型的霍乱发病急骤，以剧烈吐泻、脱水、微循环衰竭伴严重电解质紊乱与酸碱失衡，甚或急性肾衰竭等为临床特征，一般以轻症多见，带菌者亦较多，但重症及典型患者其病死率极高。

【流行病学】

（1）传染源：患者和带菌者为主要传染源。患者在发病期间可连续排菌，时间一般为5天，亦有长达2周者。尤其中、重型患者，排菌量大，污染面广泛，是重要的传染源。而轻型患者易被忽视，常得不到及时隔离和治疗，健康带菌者多不易检出，所以两者在传播疾病上也起着重要的作用。

（2）传播途径：病菌可随粪便、呕吐物排出，经水、食物和生活接触传播，也可借苍蝇传播。经水传播是主要途径，常呈爆发流行。

食物传播的作用一般次于水，聚餐性食物型爆发是国内霍乱流行的重要形式

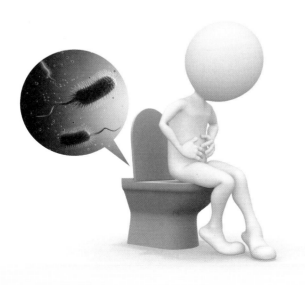

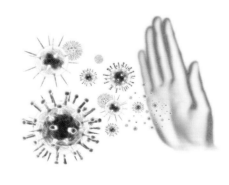

之一。如，家庭自办酒席等。

（3）易感人群：人群普遍易感。

（4）流行特征：霍乱在热带地区全年均可发病，但在我国仍以夏秋季为流行季节，高峰期在7~9月。

【临床表现】

潜伏期1~3天（数小时至7天）。表现为呕吐、腹泻及排出大量水质粪便，大便每日数次至十次，少数有前驱症状。O_1群古典生物型与O_{139}型霍乱弧菌引起的霍乱症状较重，持续的腹泻和呕吐会导致迅速失水及电解质紊乱，严重者循环衰竭、休克。患者表现为烦躁不安、表情呆滞、声音嘶哑、眼球下陷等，继而出现四肢厥冷、呼吸急促、脉搏细速、血压下降等，如不及时抢救会危及生命。

【治疗原则】

（1）按甲类传染病隔离治疗。危重患者应先就地抢救，待病情稳定后在医护人员的陪同下送往指定的隔离病房。确诊与疑似病例应分开隔离。

（2）轻度脱水患者以口服补液为主。

（3）中、重度脱水患者须立即进行输液抢救，待病情稳定、脱水程度减轻、呕吐停止后改为口服补液。

（4）在液体疗法的同时，给予抗菌药物治疗以减少腹泻量和缩短排菌期。可根据药品来源及引起流行的霍乱弧菌对抗菌药物的敏感性，选定一种常用的抗菌药物，连服3天。

（5）解除隔离标准。具备下列之一者可解除隔离。

①停服抗菌药物后，连续2天粪便培养未检出霍乱弧菌者可解除隔离。

②经治疗症状消失后，若无大便培养条件，自发病日起，住院隔离不得少于7天。

③慢性带菌者，大便培养连续7天阴性，每周培养胆汁1次，连续2次阴性者可解除隔离，但尚需进行流行病学观察。

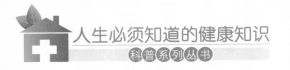

【预防措施】

（1）一般预防措施：要注意"水、食品、粪便三管"

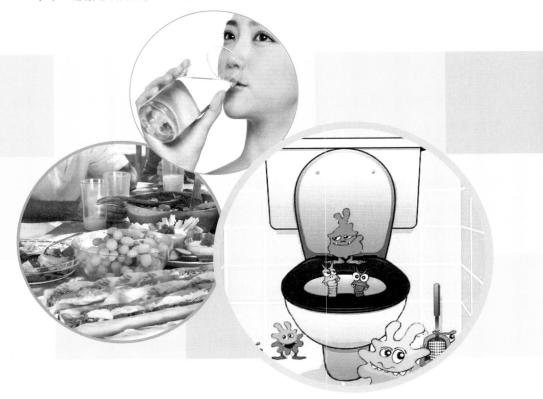

　　（2）卫生宣传教育：从疾病预防、卫生习惯、环境维护、灭蝇灭虫处理等知识入手。

　　（3）加强疫情监测：

　　腹泻患者的监测：对就诊的腹泻患者进行登记做好采便培养。

　　重点人群监测：对检出流行菌株水源周围的人群、与当地流行有关的重点职业人群、来自疫区的流动人口、上半年的霍乱患者、病原携带者及其密切接触者采便培养。

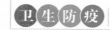

（4）外环境监测：流行季节采集饮用水源、聚集食品、市售（水）产品、熟肉制品、摊点洗碗水、公厕粪便、医院污水总排放出的污水等标本检疫霍乱弧菌。

（5）卫生检疫：搞好国境卫生检疫，防止疫情传入；做好港口、机场、车站和各种交通工具的检疫；必要时对来自疫区的旅客进行带菌检查和服药；注意毗邻地区的疫情动态，要互通疫情信息，加强联防。

【应急处置】

接到霍乱疫情报告后，要迅速到达现场进行流行病学调查处理。

（1）核实诊断：从患者、病原携带者及家属成员处收集有关资料，凡符合诊断标准者即行确诊。不符合诊断标准者，按有关疾病处理。

霍乱引起的腹泻应与急性细菌性痢疾、急性胃肠炎、产毒性大肠杆菌性肠炎、病毒性肠炎以及婴幼儿消化不良等疾患区别，主要依据病原学检查鉴别诊断。

（2）逐例进行流行病学调查：着重了解在最短和最长潜伏期内的"五史"（职业史、可疑饮食史、可疑饮水史、可疑生活接触史、外出史）以及流行季节和流行地区等特点、症状、就诊治疗情况、实验室检测情况等。填写《霍乱个案流行病学调查表》，并迅速上报当地卫生行政部门和上级疾控中心。对查到的病原携带者，也需填写《霍乱个案流行病学调查表》。

（3）按甲类传染病规定《国家突发公共卫生事件相关信息报告管理规范》要求，应于确诊后2小时内报告疫情，同时网上进行突发公共事件相关信息报告。

（4）疫点疫区的规定及管理：

疫点：按照小而严的原则。以确诊患者、带菌者的家庭和生活上有密切关系的近邻为范围挂定疫点。同时根据传染源污染情况，亦可确定多个疫点。

疫区：根据疫点的地理位置、水系分布、交通情况、自然村落等特点来划分疫区。疫区是指疫情可能从一个疫点向四周扩散所波及的范围，要以可能污染的水源和环境为基础来划定。

疫点的管理：对传染源进行隔离、治疗、报告（包括确诊患者及带菌者）；密切

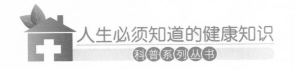

接触者进行预防并留验3~5天，经2次粪检阴性方可解除观察；并做好疫点的终末和随时消毒。

疫点的解除：疫点处理措施均已落实，所有人员粪检连续2次阴性，无续发患者和带菌者出现时可解除。如无粪检条件，自疫点处理后5日内无新病例出现时亦可解除。

疫区处理：加强饮用水消毒和水源管理、饮食卫生和集市贸易管理，做好粪便管理，改善环境卫生。宣传发动群众搞好"三管一灭"及疾病报告工作，当疫点解除后10日内仍要关注。

【流行病学调查、总结报告要点】

（1）核实诊断。

（2）根据流行病学调查得到的资料，分析查找可能的传染来源，有目的地对水、食品等外环境调查和采样检验。

（3）对密切爆发疫情，应对当地爆发1个月或更长时间内的吐泻患者登记、采便、检验，认真了解其与爆发有无关系。

【调查小结】

对患者的转归、密切接触者医学观察效果进行全面分析、评价、总结。结案后一周内上报市疾控中心。内容除患者一般情况、发病情况外，还应对本次疫情的三间分布、病原分型、疫情的发现和处理情况、传染来源、传播途径等进行全面分析、评价，以及今后防治工作的安排等。

有关"霍乱流行病学个案调查表"中的内容您需要了解，以便提示您或帮助他人咨询、调查、诊断等。见附表2。

附表2　霍乱流行病学个案调查表

地区国标编码□□□□□□　　　　　　　　病例编码□□－□□□□

1. 一般情况

1.1 姓名 _____，若为14岁以下儿童，家长姓名 _____

1.2 性别 （1）男 （2）女

1.3 年龄 _____（岁、月）

1.4 职业

（1）幼托儿童 （2）散居儿童 （3）学生 （4）教师 （5）保育员 （6）餐饮食品人员

（7）公共场所服务员 （8）商务人员 （9）医务人员 （10）工人 （11）民工 （12）农民 （13）牧民

（14）渔（船）民 （15）海员及长途驾驶员 （16）公务人员及职员 （17）离退人员

（18）家政、家务及待业 （19）不详 （20）其他

1.5 文化程度

（1）学龄前儿童 （2）文盲 （3）小学 （4）初中 （5）高中 （6）大学及以上 （7）不详

1.6 现住址 _____

　　　户口地 _____

1.7 工作（学习）单位 _____

1.8 联系人 _____联系电话（办）_____（宅）_____（手机）

2. 发病情况

2.1 发病日期（yy/mm/dd）

2.2 发病地点（yy/mm/dd）

2.3 首诊时间（yy/mm/dd）

2.4 首诊单位 _____

2.5 诊断医院 _____

2.6 报告时间（yy/mm/dd）

2.7 是否住院 （1）是 （2）否

2.7.1 住院时间（yy/mm/dd）

2.7.2 出院时间（yy/mm/dd）

3. 临床表现

3.1 腹泻 （1）有 （2）无

3.2 腹泻持续____天

3.3 每天最多泻_____次

3.4 腹泻方式 （1）喷射状 （2）里急后重 （3）通畅 （4）失禁 （5）绞痛

3.5 粪便性状 （1）稀便 （2）水样 （3）米泔样 （4）洗肉水样 （5）大块黏膜

3.6 粪便量 （1）多 （2）少

3.7 呕吐 （1）有 （2）无

3.8 呕吐持续____天

3.9 每天最多吐_____次

3.10 呕吐物性状 （1）食物 （2）水样 （3）米泔样 （4）血水样

3.11 呕吐量 （1）多 （2）少

3.12 其他 （1）发热 （2）腹痛

3.13 失水情况 （1）重度 （2）中度 （3）轻度

3.14 临床类型 （1）重 （2）中 （3）轻

4．诊断依据

4.1 可疑流行病学史 （1）有 （2）无

4.2 临床表现典型 （1）有 （2）无

4.3 霍乱弧菌检验阳性 （1）有 （2）无

4.4 病原分型： （1）小川型 （2）稻叶型 （3）彦岛型 （4）O139群 （5）未分型

4.5 噬菌体—生物型

5．诊断结论 （1）霍乱临床确诊患者 （2）实验室诊断病例 （3）带菌者

6．疫点情况

6.1 患者发病前的活动场所_____

6.2 活动时间（yy/mm/dd）

6.3 患者发病后的活动场所_____

6.4 活动时间（yy/mm/dd）

6.5 患者吐泻地点_____

6.6 患者吐泻时间（yy/mm/dd）

6.7 吐泻物倾倒场所_____

6.8 吐泻物倾倒时间（yy/mm/dd）

6.9 污染衣、被、席等地点_____

6.10 污物清洗时间（yy/mm/dd）

6.11 疫点_____个

6.12 疫点范围_____户

6.13 疫点人数

6.14 终末消毒时间（yy/mm/dd）

6.15 疫点内人群服药时间（yy/mm/dd）

6.16 疫点内服药人数

7．传染源和传播途径的追溯

7.1 病前本地乡、村、街道同样疾病的发生 （1）有 （2）无

7.2 同样疾病的发生时间（yy/mm/dd）

7.3 病前五天内外出 （1）有 （2）无

7.4 去何地_____

7.5 该地有无同样疾病 （1）有 （2）无

7.6 有无在该地住宿用膳、带回水产品、其他食物 （1）有 （2）无

7.7 若有，带回食物名称_____

7.8 病前五天内有无接触过同样患者 （1）有 （2）无

7.9 接触时间（yy/mm/dd）

7.10 接触地点_____

7.11 接触方式_____

7.12 病前五天内有无外人来家 （1）有 （2）无

7.13 来自何地_____

7.14 该地有无本病 （1）有 （2）无

7.15 有无在家住宿、用膳、带回水产品、其他食物 （1）有 （2）无

8．病前五天内饮食情况

8.1 有无饮生水 （1）有 （2）无

8.2 地点_____

8.3 水源类型_____

8.4 日期（yy/mm/dd）_____

8.5 有无吃生冷食品 （1）有 （2）无

8.6 生冷食品名称_____

8.7 生冷食品数量_____

8.8 生冷食品来自何地_____

8.9 有无熟食冷吃（1）有（2）无

8.10 名称_____

8.11 数量_____

8.12 日期（yy/mm/dd）

8.13 有无其他可疑食品（1）有（2）无

8.14 名称、来源_____

8.15 生、熟饮具是否分开（1）是（2）否

8.16 有无暴饮、暴食（1）有（2）无

8.17 同餐人数

8.18 发患者数

8.19 发病日期（yy/mm/dd）

8.20 病前五天内有无接触阳性水源（1）有（2）无

8.21 接触阳性水源方式（1）生吃食品（2）洗碗（3）漱口（4）游泳（5）其他

8.22 接触阳性水源地点_____，水源类型_____

8.23 接触阳性水源日期（yy/mm/dd）

9．病家卫生状况

9.1 饮水类型（1）浅井（2）深井（3）河（4）塘（5）沟（6）自来水

9.2 用水类型（1）浅井（2）深井（3）河（4）塘（5）沟（6）自来水

9.3 饮水是否消毒（1）是（2）否

9.4 用水是否消毒（1）是（2）否

10. 疫点调查小结：

填表日期_____ 填表单位_____

调查者_____

填表说明：

1．选择性项目，可在其选择项上划"√"；

2．带菌者调查可使用此表格填写有关项目。

专家帮您揭开人、畜共患 急性传染病炭疽的真面目

炭疽病是由炭疽杆菌引起的人、畜共患急性传染病。

【流行病学】

（1）传染源：传染源为牛、马、羊、驴等草食动物。主要由病畜传染给人。

（2）传播途径：炭疽杆菌可通过直接接触病畜和污染的皮、毛、肉等经伤口感染皮肤炭疽，也可以气溶胶形式通过呼吸道传播引起肺炭疽，或经食用未煮熟的带菌肉类可引起肠炭疽。发病主要为牧民、农民、屠宰及皮毛加工等职业人群，皮肤与肠炭疽以散发多见，肺炭疽可出现局部爆发。

一般梅雨季节后炎热多雨有利于炭疽的传播，如遇地震灾害，容易使沉积在土壤中的炭疽芽孢冲出，随水污染地面，且由于炭疽芽孢具有对外界环境极强的抵抗力，常造成污染持续存在，增加人和动物感染的机会。

（3）人群易感性：人群普遍易感，感染后可获得持久免疫力。

（4）流行特征：全球均有发生，多见于农牧区，以散发为主。感染多发生于牧民、农民、兽医、屠宰及皮毛加工工人等特定职业人群。

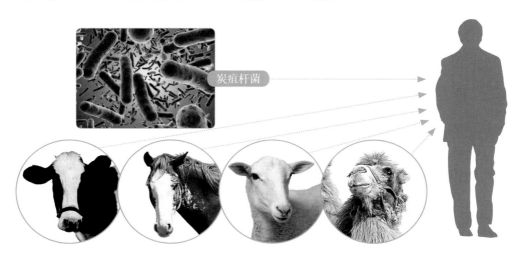

炭疽杆菌

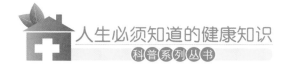
【临床表现】

潜伏期一般为1~5天，肺炭疽可短至12小时，肠炭疽可于24小时内发病。

(1) 皮肤型炭疽：

皮肤出现红斑、丘疹、水泡，继而中央坏死形成溃疡性黑色焦痂，周围组织非凹陷性水肿，疹痕不明显，或直接发生大片水肿和坏死，伴有中度以上发热和该区域的淋巴结肿大。

(2) 肠型炭疽：

急性发病，发热、肿胀、剧烈腹痛、腹泻（常为血样便）、恶心、呕吐（呕吐物中含血丝）。危重患者常发生休克、虚脱，数小时内死亡。

(3) 肺型炭疽：

高热、疲劳、全身不适，初期症状持续2~3天后突然转为急性，患者呼吸困难、胸痛、咳嗽、咳黏液血痰，发绀，后迅速呼吸衰竭，意识丧失、死亡。

【诊断原则】

应按照炭疽诊断标准（GB17015—1997）加强对高热、头痛、全身不适、皮肤裸露部位出现黑色焦痂等疑似炭疽症状的患者的诊断与鉴别诊断，特别注意对地震灾害地区有疫水接触史病例的询问。

应根据各型炭疽的临床表现结合流行病学、实验室检测结果进行全面分析诊断。

(1) 流行病学：

有作为流行病学的线索，如患者生活有证实存在炭疽的地区内，或在发病前14天到过该类地区；从事与毛皮等畜产品密切接触的职业；接触过可疑的病、死动物或其残骸，食用过可疑的病、死动物肉类或其制品。

(2) 临床表现：

体表感染型（皮肤）炭疽、经口感染型（肠）炭疽、吸入型感染（肺）炭疽、脑膜炎型炭疽、炭疽败血症各型。

（3）实验室检查结果：

皮肤损害的分泌物，痰、呕吐物、排泄物，或血液、脑脊液等标本中，镜检发现炭疽芽孢杆菌。

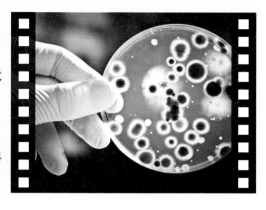

细菌分离培养获炭疽芽孢杆菌。

血清抗炭疽特异性抗体都出现4倍或4倍以上升高。

【治疗原则】

（1）病原治疗：

炭疽杆菌对青霉素敏感，青霉素作为临床首选药物。成人一般剂量为80万~320万单位，分2~4次肌注，疗程5~7天。肺炭疽、败血症型炭疽或脑膜炎型炭疽的患者，剂量增至每日1000万单位以上，并行静脉滴注。对青霉素过敏的患者可选用氯霉素或大环内酯类抗生素进行治疗。

（2）对症治疗：

皮肤炭疽患部可外敷红霉素或金霉素软膏；局部皮肤病灶可用0.1%高锰酸钾溶液洗涤，并敷以无刺激性软膏如硼酸软膏等。严禁切开引流或切除，也不可挤压，以防败血症发生。

此外还应对患者进行抗休克与DIC等对症支持治疗。

【预防措施与应急处置】

一般措施：

（1）加强卫生宣教：加强对灾区群众炭疽防治知识的卫生宣传教育，让他们了解人和动物发病的症状及个人防护措施，尽可能不裸露皮肤，有外伤史的严禁接触疫水，提高他们对炭疽的警惕性；一旦出现可疑情况，应立即向当地疾病预防控制中心和畜牧兽疫站报告，严禁屠宰、剥食、销售不明原因死亡的动物，死于炭疽的动物尸体必须焚毁后深埋。

（2）应急接种：必要时可对受灾区的高危人群进行应急预防接种。

（3）开展消毒工作：防疫专业人员在疫区要彻底消毒处理污染的物品和环境，不留死角，以防后患。

（4）对患者、病畜的排泄物、分泌物要采取随时消毒，患者污染物、住室、病房进行终末消毒。病故者尸体消毒后火葬，病死畜不能食用，需消毒后全部焚烧处理。

（5）对污染严重、价值不大物品应予烧毁，衣物、皮毛制品、精密仪器等用环氧乙烷或甲醛蒸气熏蒸消毒；地面、墙壁、木制家具等用20%漂白粉乳剂或10%氯胺溶液等喷洒。

（6）对密切接触者皮肤和衣物用1000毫克/升含氯消毒剂浸泡20分钟后用自来水冲洗。

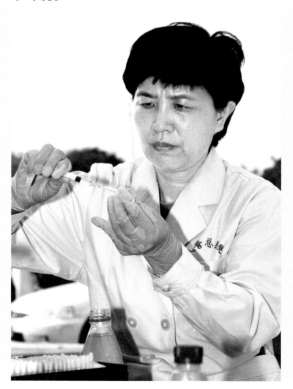

（7）对被污染的水井要用漂白粉200克/米³作用5~10小时，把水淘净，待渗满新水后方可使用。对于污染地面，应首先查明污染的范围，使用20%漂白粉液浸渍2小时，连续处理2次。

防疫专业人员在疫区的消毒处理过程中，应严格按照操作规程，做好个人防护。

灾区进行饮水质检

卫生防疫 时刻准备着直面灾害

应急处置:

(1)流行病学调查:见炭疽流行病学个案调查表(附表3)。

负责防疫人员若接报后,应迅速组织有关人员,立即赶赴现场进行流行病学个案调查,核实诊断及临床分型,查明炭疽感染病例的发病地区(单位)、发病时间、污染的范围和传播途径,确定密切接触者,及时采取针对性的控制措施,防止疫情扩散。

(2)患者、疑似患者隔离治疗:

医疗救援队伍负责防疫人员应立即赶赴现场对患者、疑似患者在临时隔离点就地单独隔离治疗,直至临床症状消失、细菌培养连续3次阴性。

(3)密切接触者医学观察:

密切接触者是指与炭疽病例共同生活、学习、工作的人员,或者接触过患者皮肤损害的分泌物,痰、呕吐物、排泄物等的人员。

疫情发生地社区卫生服务中心应对流行病学调查确定的密切接触者进行医学观察。观察内容为密切接触者中有无高热、头痛、全身不适、皮肤裸露部位出现黑色焦痂等疑似炭疽症状,医学观察期限为14天。

(4)疫区封锁与解除:

一旦出现肺炭疽患者,按照《传染病防治法》等相关法律法规要求进行疫区封锁。限制人员流动。加强动物管理,禁止动物出入隔离区,严禁未经消毒检疫的畜产品外运。在控制措施落实后,经过炭疽最长潜伏期14天观察,无新发患者出现,可报上级政府解除封锁。

(5)加强信息沟通:

与当地各级政府或部门做好及时沟通可疑疫情,密切配合做好炭疽防制工作。

有关"炭疽流行病学个案调查表"中的内容您需要了解,以便提示您或帮助他人咨询、调查、诊断等。见附录表3。

附表3 炭疽流行病学个案调查表

国标码□□□□□□   病例编码□□□□□

_____省（区、市）_____地区（市）_____县（区）_____乡（农场、镇、街道）

一、基本情况

1. 患者姓名：_____ （如患者年龄<14岁，则家长姓名：_____ ）

2. 性别：1 男，2 女

3. 年龄：_____岁

4. 民族：1 汉族，2 壮族，3 维吾尔族，4 回族，5 蒙古族，6 其他

5. 职业：

（1）幼托儿童（2）散居儿童（3）学生（4）教师（5）保育保姆（6）饮食从业人员

（7）商业服务（8）医务人员（9）工人（10）民工（11）农民（12）牧民

（13）渔（船）民（14）干部职员（15）离退人员（16）家务待业（17）其他

6. 所在单位：_____；联系电话：_____

7. 家庭住址：____省（自治区/直辖市）____县（市区）____乡（镇/居委会）____村（街道）

二、发病情况

1. 发病日期：_____年_____月_____日

2. 就诊日期：_____年_____月_____日

3. 发病地点：_____

4. 住院医院：_____

5. 住院号：_____

6. 住院日期：_____ 年_____月_____日

7. 出院日期：_____年_____月_____日

8. 入院诊断：

　　1 炭疽疑似病例，2 临床诊断病例，3 实验室确诊病例，4 其他

9. 临床诊断日期：_____年_____月_____日

10. 出院诊断：

　　1 炭疽疑似病例，2 临床诊断病例，3 实验室确诊病例，4 其他

11. 临床类型：（1）皮肤型（2）肠型（3）肺型（4）其他

12. 转归：1 痊愈，2 好转，3 死亡（日期：_____年_____月_____日）

三、症状和体征及一般实验室检查

1. (1) 发热最高体温（_____℃）（2）头痛（3）全身不适（4）两项以上

2. 炭疽痈（1）有（个数_____）（2）无

3. 炭疽痈部位：（1）手指（2）手背（3）上肢（4）下肢（5）足背（6）面部（7）其他

4. 炭疽痈属于：（1）水疱期（2）结痂期

5. 皮肤黏膜发绀（1）有（2）无

6. 恶性水肿（1）有（部位_____）（2）无

7. (1) 腹痛（2）腹泻（3）呕吐（4）血水样便

8. (1) 咳嗽（2）血痰（3）胸痛（4）呼吸困难

9. 出血（1）有（出血量_____mL　出血腔道_____）（2）无

10. 感染性休克（1）有（2）无

11. 血象：WBC总数_____×10^9／L　N_____%　L_____%

12. 涂片镜检结果：_____

13. 胸透或X光片结果：_____

四、血清学及病原学检测结果（未做者请注明为"未做"）

项目		标本采集时间	检测方法	检测结果（滴度）
炭疽抗体	抗芽孢			
	抗毒素			
细菌分离				

注:开始使用抗菌素时间：_____年_____月_____日_____时_____分

五、既往史及家庭情况

1. 既往是否患过此病：1 是，0 否，9 不详

如是，诊断单位：_____，时间：_____年_____月_____日

2. 炭疽疫苗预防接种史：1 有，0 无，9 不详

如有 ，最近一次接种时间：_____年_____月_____日

3. 有无家庭其他成员出现过类似症状：1 有，0 无，9 不详

如有，最近一例发病时间（患者除外）：_____年_____月_____日

六、接触史及有关因素调查

1. 可能感染来源：（1）与病畜接触和/或剥食病死畜（1）加工病死畜皮毛等

（1）接触、吸入污染炭疽芽胞的尘埃（1）两项以上

2. 可能感染方式：（1）接触（2）食入（3）吸入（4）其他

3. 消毒和处理情况：（1）随时消毒（2）终末消毒

4. 死尸处理：（1）消毒（2）焚烧（3）深埋（4）两项以上

5. 在本疫点病例发病时间顺序：第_____例

小结：

注：国标码为各监测点国标码；病例编码中前两位为年号（如：04、05），后三位为病例流水号。

调查者单位：_____ 调查者：_____

审查者：_____ 调查时间：_____年_____月_____日

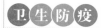

专家帮您鉴别呼吸道传染病

呼吸道传染病主要包括流行性感冒、麻疹、百日咳、猩红热、流行性脑脊髓膜炎、风疹等,引起呼吸道传染病的主要病原菌有流行性感冒病毒、麻疹病毒、百日咳杆菌、猩红热链球菌、流行性脑脊髓膜炎双球菌、风疹病毒等。

呼吸道传染病主要临床表现为发热、头痛、咽喉痛、咳嗽、流涕等上呼吸道感染症状,皮肤可出现斑丘疹、麻疹样皮疹等疹子,流行性脑脊髓膜炎可出现瘀斑、瘀点、出现脑膜刺激症,流行性感冒、麻疹少数病例可并发肺炎、心肌炎,严重的流脑病例可出现华佛氏综合征,甚至危及生命。

呼吸道传染病传染源主要为患者和带菌者,主要通过呼吸道飞沫传播,人群普遍易感,发病以儿童为主,其次为青壮年。一般冬春季为呼吸道传染病流行季节,除猩红热外可应用疫苗进行免疫预防。

在发生地震灾害后,受灾地区居民居住环境简陋、拥挤,加上人员接触频繁等因素易发生呼吸道传染病,甚至会出现爆发、流行。

小心灾害后最当传染病

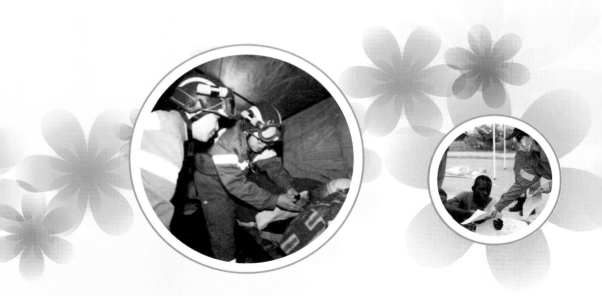

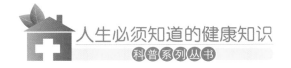

【诊断原则】

呼吸道传染病主要根据流行病学史、接触史、临床主要症状和体征，如麻疹临床表现为发热、咳嗽、眼结膜炎、口腔麻疹黏膜斑和皮肤红色斑丘疹，症状重者可并发肺炎、心肌炎；流行性脑脊髓膜炎临床表现为高热、头痛、四肢与躯干出现瘀斑和脑膜刺激症状；猩红热临床上表现为发热、咽峡炎、全身皮肤出现弥漫性皮疹，部分患者可出现"杨梅舌"（舌质红、舌乳头红肿呈杨梅状）等。

【治疗原则】

呼吸道传染病主要以对症治疗为主，对流脑、猩红热、百日咳等可选用抗生素进行病原学治疗，对麻疹、风疹、流感等应选用抗病毒药物治疗，对出现的细菌性并发症可选用抗生素治疗。

【预防措施与应急处置】

一般预防措施：

（1）传染病防治业务培训：做好呼吸道传染病防治工作的业务培训，组织医务人员、疾病预防控制人员开展掌握呼吸道传染病诊断与鉴别诊断、治疗；流行病学调查和疫点处理要求的学习，以做到早发现、早诊断、早报告、早治疗，减少病死率，防止疫情扩散蔓延。

（2）落实呼吸道传染病抢救、应急处理队伍、设备：在灾区医疗机构应建立呼吸道传染病患者抢救队伍，配备抢救药品、器械，做好对重危患者的救治；灾区预防控制中心应加强值班，建立应急处理队伍，配备必需的药品、器械，及时调查处理灾区呼吸道传染病疫情。

（3）开展疫苗免疫预防：在做好计划免疫工作的基础上，针对灾区居民和易发生的呼吸道传染病病种，可应用相关呼吸道传染病疫苗开展对重点人群预防接种，提高群体免疫水平。

（4）开展健康教育，提高群众自我保健能力：开展多种形式的健康教育和卫生宣传，提高广大市民的卫生意识和自我保护能力。重点教育灾民开窗通风、勤洗衣

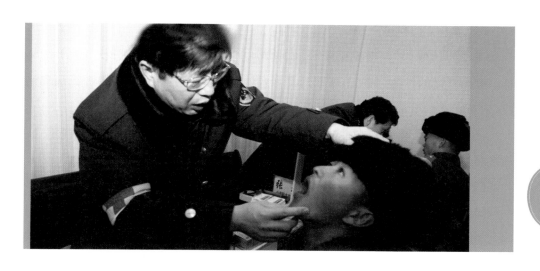

被、加强体育锻炼、勤洗手，改变不良行为和不良饮食习惯，使灾民了解掌握流感等呼吸道传染病预防知识，做好预防。

应急处置：

散发疫情处置规程与措施：

（1）流行病学个案调查：核实诊断，了解传染来源、污染范围、追溯传染源及采取针对性措施，扑灭疫情。

（2）患者就地及时隔离治疗。

（3）密切接触者管理及医学管理：与患者同住、同吃的家庭成员或其他人员视为密切接触者，并实施医学观察。观察内容为有无发热、皮疹、呼吸道症状等。

（4）疫点消毒和环境整治：根据流行病学调查指征，对灾区内疫点的厕所、粪坑、病家环境、物品等实施终末消毒。并在疫点、疫区内开展健康教育和环境整治。

（5）疫点解除条件：通过上述相应措施的实施后，所有易感密切接触者经过了该病的最长潜伏期而无新病例或感染者发生，表明疫点的疫情已平息，疫点解除。

爆发疫情处置规程与措施：

（1）疫情报告。凡发现属呼吸道传染病爆发疫情，应立即以最快方式将爆发疫情逐级向疾病预防控制中心和卫生行政部门报告。

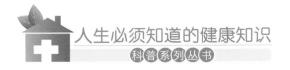

（2）奔赴现场调查处理。

①核实诊断，控制致病因素：核实诊断，开展流行病学调查，分析寻找共同特征。根据疫情的性质、特点，采取对患者及时将其送至指定医疗机构进行隔离治疗；对密切接触者进行医学观察及采样检验等控制致病因素的措施。

②查明病因，扑灭疫情：深入开展流行病学病例对照调查，结合卫生调查、实验室检测结果查明病因。

（3）总结、上报处置结果。

经过疫源检索，控制措施得到落实，疫点疫区在发生最后一例确诊病例后，两周内无新病例发生，疫点、疫区可解除并将疫情处理结果总结上报。

专家帮您鉴别肠道传染病

肠道传染病主要包括霍乱、细菌性痢疾、伤寒与副伤寒、肠出血性大肠杆菌O157: H7和感染性腹泻等，其中感染性腹泻又可分为细菌性腹泻、病毒性腹泻。引起肠道传染病的主要病原菌有霍乱弧菌（含霍乱O139）、志贺氏痢疾杆菌、伤寒与副伤寒杆菌、大肠杆菌O157: H7。沙门氏菌、副溶血性弧菌、致病性大肠杆菌、侵袭性大肠杆菌、肠产毒大肠杆菌、空肠弯曲菌和轮状病毒、腺病毒、诺瓦克病毒等。

肠道传染病主要临床表现为腹痛、腹泻、恶心、呕吐，腹泻一般10次/天，严重者如霍乱每天可达20余次。大便性状主要有稀便、水样便、脓血便、米泔水样便等，菌痢、伤寒、部分细菌性和病毒性腹泻患者可伴有发热；菌痢患者同时可伴有里急后重；伤寒与副伤寒患者还可出现玫瑰疹、相对缓脉、脾大；肠出血性大肠杆菌O157: H7患者可出现大便呈鲜血样，严重者可发生脱水、休克，甚至危及生命。

肠道传染病传染源主要为患者和带菌者，主要通过 水、食物、日常生活接触传播，能借助水和食物引起爆发，人群普遍易感，发病以儿童和青壮年为主。5~10月为细菌性肠道传染病流行季节；11月至次年2月为病毒性腹泻的流行季节。至今尚无特异性疫苗预防。

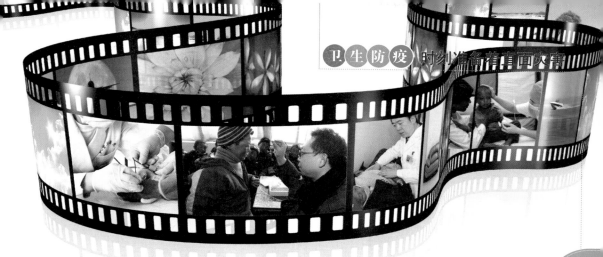

　　肠道传染病在大多数地区均较为常见，对民众尤其是青少年身体健康构成严重危害。当发生地震灾害时，受灾地区水源、食品受到粪便、污水、动物尸体等污染，灾民正常生活发生变化，一时饮水、饮食供应困难等易引起肠道传染病的发生，甚至会出现爆发、流行。

　　【诊断原则】

　　肠道传染病主要根据流行病学史、接触史、临床主要症状和体征，如霍乱起病突然，剧烈腹泻，一般为无痛性腹泻，大便呈米泔水样，可出现不同程度的脱水；伤寒与副伤寒主要以持续高热、相对缓脉、特征性中毒症状、脾大、玫瑰疹与白细胞减少等；痢疾主要以发热、腹痛（以左下腹为主）、腹泻、里急后重，大便呈黏液或脓血便、大便镜检白细胞上升、可看到少量红血球；肠出血性大肠杆菌O157: H7典型症状主要为突发性腹部痉挛性疼痛、血性粪便、不发热或低热；感染性腹泻其临床表现以腹泻（稀便、水样便、脓血便等）、伴恶心、呕吐、食欲缺乏、发热、腹痛，重症者可引起脱水甚至休克等；病毒性腹泻主要与霍乱进行鉴别，其呕吐和腹泻症状比霍乱轻，可伴有腹胀、恶心、呕吐等及实验室检查进行诊断。

　　【治疗原则】

　　肠道传染病主要以对症治疗、口服补液、改善并纠正水电解质紊乱，除肠出血性大肠杆菌O157: H7外，同时可针对不同的病原体给予相应抗生素治疗，如霍乱可选

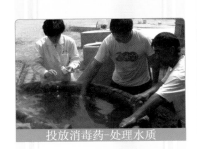
投放消毒药-处理水质

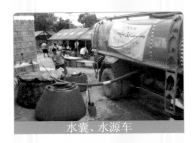
水囊、水源车

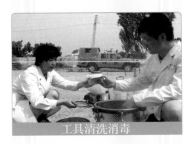
工具清洗消毒

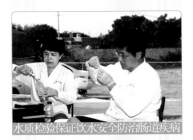
水质检验保证饮水安全防治肠道疾病

用四环素、氟哌酸；伤寒与副伤寒首选药物氟喹诺酮类；痢疾药物选用氟哌酸和黄连素。病毒性腹泻无特效药物。

【预防措施与应急处置】

一般预防措施：

（1）做好肠道传染病防治工作的业务培训：组织开展医疗机构医务人员、疾病预防控制人员肠道传染病防治业务培训，使医生掌握肠道传染病诊断与鉴别诊断、治疗理论与技术；流行病学调查和疫点处理要求，以做到早发现、早诊断、早报告、早治疗，减少病死率，防止疫情扩散蔓延。

（2）落实肠道传染病抢救、应急处理队伍、设备：灾区各级医疗机构应建立肠道传染病患者抢救队伍，配备抢救药品、器械，做好对重危患者的救治；灾区区县疾病预防控制中心应加强值班，建立应急处理队伍，配备必需的药品、器械，及时调查处理灾区肠道传染病疫情。

（3）抓好落实灾区饮水、饮食、粪便管理措施：

①水：要加强对各类水厂设备和管道清洗消毒，在恢复供水前应对水源进行肠道传染病相关病原菌的检测，恢复供水期间要做

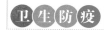

到行业自身管理，健全岗位责任制，做好饮水消毒等工作，保证出厂水达到安全、消毒及符合卫生标准。

其中：饮用土井水、缸水灾区，灾民安置点，应落实人员、经费、药品，做好人员培训，开展土井水、缸水消毒工作，并加强督促与检查。

②食品：要加强对各类食品生产经营单位的设备、用具清洗、消毒，恢复食品生产前应对设备、用具采样检测相关肠道传染病病原菌。恢复生产经营后应严格执行食品卫生法和有关规定，加强行业管理，保证食品符合卫生标准。

③餐饮业、集体单位食堂：要做到不加工、不销售生或半生海、小水产品；食品做到现烧现卖现吃，禁止在灾区和灾民安置点聚餐和宴请。食品药品监督部门应依法对食品生产经营单位、餐饮业、盒饭公司和集体单位食堂加强监督管理，查禁毛蚶等生食小水产品，取缔无证食品摊贩和地下食品加工场所，对违法行为应依法处罚。

④灾民安置点：要做好建立简易厕所，粪便做到集中管理和消毒处理，严禁粪便直接排放下河。

⑤周边环境：开展周边环境整治和消毒，并做好各社区卫生服务、疾病预防控制的技术指导。

（4）开展健康教育，提高群众自我保健能力：开展多种形式的健康教育和卫生宣传，提高广大群众的卫生意识和自我保护能力。重点教育灾民喝开水、吃熟食（烧熟煮透食品）、勤洗手，改变不良行为和不良饮食习惯，使灾民了解掌握霍乱等肠道传染病预防知识，做到防止病从口入。

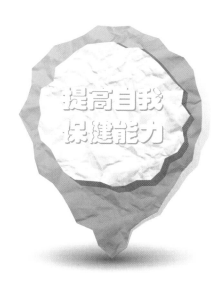

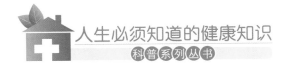
应急处置：

散发疫情处置规程与措施：

(1)进行流行病学个案调查，核实诊断，了解传染来源、污染范围，追溯传染源及采取针对性措施，扑灭疫情。

(2)患者隔离治疗。病例应及时隔离治疗。对属重点行业（饮食行业，保教、炊事、食品行业，制水人员等）病例，参照《传染病防治法》和《食品卫生法》有关规定，及时调离岗位，痊愈后凭医疗机构出具的返工证明，方可从事原工作。

(3)密切接触者管理及医学管理。与患者同住、同吃的家庭成员或其他人员视为密切接触者，进行患者发病前5天和发病至隔离这段时间饮食、饮水和腹泻史调查，并实施医学观察。对霍乱密切接触者每日一次，连续两天采样；对大肠杆菌O157：H7出血性肠炎、细菌性痢疾、伤寒与副伤寒有腹泻症状的密切接触者每日一次，连续两天粪便采样。对霍乱及菌痢密切接触者应用氟哌酸等抗生素进行预防性服药。

(4)疫点消毒。根据流行病学调查指征，对灾区内疫点的厕所、粪坑、病家环境、患者吐泻物污染的环境、餐具、物品等实施终末消毒。

(5)在疫点、疫区内做好饮食、饮水卫生，粪便管理工作，开展健康教育和环境整治及灭蛆、蝇。

(6)疫点解除条件：通过上述相应措施的实施后，所有易感密切接触者经过了该病的最长潜伏期而无新病例或感染者发生，表明疫点的疫情已平息，疫点解除。

爆发疫情处置规程与措施：

(1)疫情报告。凡发现属肠道传染病爆发疫情，应立即以最快方式将爆发疫情逐级向疾病预防控制中心和卫生行政部门报告。

(2)奔赴现场调查处理。区、县疾病预防控制中心接到报告后，迅速组织有关

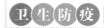
人员赴现场进行流行病学调查和疫情处理。

①核实诊断，控制致病因素：核实诊断，开展流行病学调查，分析寻找共同特征。根据疫情的性质、特点，采取对患者及时将其送至指定医疗机构进行隔离治疗；对密切接触者进行医学观察及采样检验等控制致病因素的措施。

②查明病因，扑灭疫情：深入开展流行病学病例对照调查，结合卫生调查、实验室检测结果查明病因。

（3）总结、上报处置结果。

经过疫源检索，控制措施得到落实，疫点疫区在发生最后一例确诊病例后，两周内无新病例发生，疫点、疫区可解除并将疫情处理结果总结上报。

专家帮您鉴别甲、戊型病毒性肝炎

　　甲、戊型病毒性肝炎发病季节主要以冬、春季为主，人群普遍易感，甲型肝炎主要侵袭儿童，戊型肝炎则以侵袭成人和老年人为主，孕妇患戊型肝炎病后的病死率较高，可达10%~20%。甲、戊型肝炎的传染源为患者和隐性感染者。地震灾害发生后，由于受灾地区的水源、食品易受到粪便、污水、动物尸体等因素污染，增加了甲、戊型肝炎发生的危险性，甚至会造成借助水和食物引起的爆发流行。

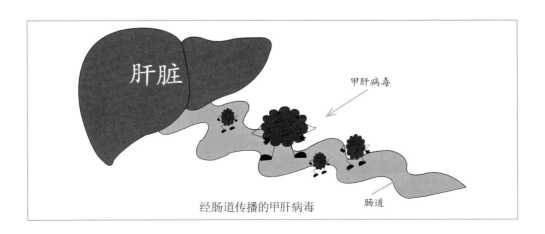

经肠道传播的甲肝病毒

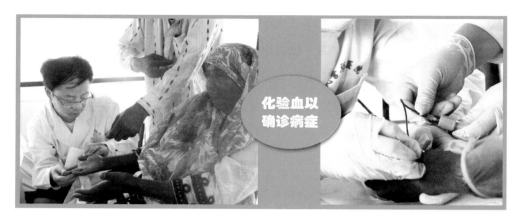

化验血以
确诊病症

【诊断原则】

急性甲型病毒性肝炎的诊断：

（1）急性无黄疸型肝炎：近期内出现发热、畏寒、厌食纳减、乏力、恶心、呕吐、腹胀、稀便、肝区压痛、血清谷丙转氨酶升高等表现，同时血清HAV-IgM（＋）。

（2）急性黄疸型肝炎：除具有急性无黄疸型肝炎症状外，有巩膜、皮肤黄染并排除其他疾病所致黄疸者，且血清总胆红素大于正常上限数值一倍以上，尿胆红素阳性者。

（3）急性重症型肝炎：急性黄疸型肝炎患者伴有严重消化道症状，在起病后14天内迅速出现神经精神症状。肝脏迅速缩小，肝功能异常，数日内血清总胆红素大于正常数值10倍以上，或血清总胆红素每日升高值大于正常上限数值一倍以上，凝血酶原活动度小于40%。

【治疗原则】

（1）轻型患者：在急性期要注意休息，饮食以清淡可口为宜，如普通的米面食品，易于消化的蔬菜、水果，补充多种维生素。除重症患者外，可给予豆制品、鸡蛋、瘦肉等高蛋白食物。忌饮酒、少油腻，可多喝茶水，避免劳累、手术和服用有损肝脏的药物。原则上不需要服保肝药物，但可补充维生素C和复合B族维生素。患者一般都会在几个月内恢复。

（2）重症患者：应加强护理，密切观察病情变化，采取阻断肝细胞坏死、促进肝细胞再生、预防和治疗各种并发症等综合措施及支持疗法，以阻断病情恶化。

【预防措施与应急处置】

一般预防措施：

（1）做好甲、戊型肝炎疾病防治业务培训：组织开展医疗机构医务人员、疾病预防控制人员甲、戊型肝炎防治业务培训，使医生掌握甲、戊型肝炎诊断与鉴别诊断、治疗、流行病学调查和疫点处理要求，以做到早发现、早诊断、早报告、早治疗，减少病死率，防止疫情扩散蔓延。

（2）建立甲、戊型肝炎患者的抢救小组，配备抢救药品、器械，做好对重危患者的救治。

（3）做好饮水和粪便等环境卫生管理：加强灾区内生活饮用水卫生管理，加强水源保护，灾后要加强对设备和管道清洗消毒，定期对各自来水厂，集中式供水系统抽查水样，进行水质监测。饮用土井水、缸水，灾区、灾民安置点，应落实人员、经费、药品，做好人员培训，开展土井水、缸水加氯消毒工作，并落实专人开展经常性的测氯工作。同时要做好环境卫生和粪便无害化处理。凡医疗机构收治的患者的粪便及污水必须经消毒处理后，方能排入污水管道，废弃物和垃圾应集中消毒处理或焚烧。

（4）加强食品和餐点的卫生管理：加强生食、半生食水产品、熟食卤味和街头食品的卫生监督管理，尤其是对贝壳类食品的卫生监督，严禁生产经营毛蚶等违禁食品。加强水产品产地水域运销过程中的卫生防护，防止粪便和生活污水污染，一旦发现食品有污染可能，应立即采取相应措施。严禁对幼托、学校供应无相应卫

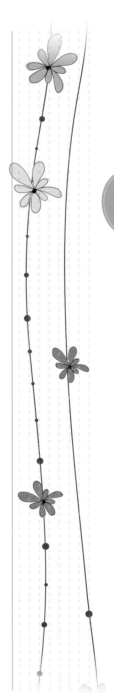

小心灾害后最当传染病

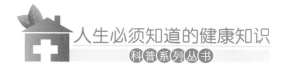

生许可证的饮用水及盒饭。

（5）开展卫生健康教育：充分利用各宣传媒体，广泛开展病毒性肝炎预防知识卫生宣传活动，提高群众病毒性肝炎防治基本知识，教育群众养成良好卫生习惯，防止"病从口入"，树立良好的卫生习惯。加强易感人群的保护，对灾区内的易感人群可接种甲型肝炎减毒活疫苗和甲型肝炎灭活疫苗。

应急处置：

核实疫情报告，确定是否爆发及波及范围：

（1）赴现场开展流行病学调查，核对疾病诊断和疫情报告。了解发病经过、疫情分布特征、首例患者与其他病例发病的共同特征，确认是否属爆发疫情及波及范围。

（2）查找病因，落实相应的控制措施。根据疫情特征、个案调查资料和社会因素调查等资料，分析可能爆发的原因。

在现场调查的同时，采取防治与控制措施控制与扑灭疫情。

①对尚未隔离的急性肝炎患者动员其去传染病医院隔离治疗，并对其疫源地（病家）实施终末消毒，具体疫点消毒工作要求参照卫生行政部门制定的消毒工作常规要求执行。

②对疑似患者严密观察，以早发现、早隔离、早治疗；对易感人群包括密切接触者采取被动免疫。如对于甲型肝炎引起的爆发，可应用人血丙种球蛋白或人胎盘血丙种球蛋白制剂对接触患者的易感者进行免疫接种用以保护。

③在爆发疫情控制期间，对饮用水源，尤其是农村各类水厂和井水加强消毒，确保供水安全；加强食品卫生监督，对易引起肝炎传播的食品，如毛蚶、魁蚶等生食水产品予以查禁，并禁止销售不符合卫生要求的食品；禁止在疫区内举办聚餐与宴请。

④调查处理总结。在疫情调查处理过程中，应及时做好进程报告，调查处理总结报告或流行病学调查报告，并将疫情处理情况及时上报有关行政部门。

专家帮您认识虫媒病毒病

虫媒病毒病是一类由媒介昆虫传播的能引起人畜共患的传染病。我国主要引起流行的虫媒病毒有乙型脑炎病毒、登革热病毒、森林脑炎病毒和新疆出血热病毒等。发生地震灾害时，自然环境的破坏，造成蚊虫滋生地增多，蚊虫密度上升，人被蚊虫叮咬的机会增加，容易造成虫媒病毒病的爆发和流行。其中乙型脑炎和登革热病毒的感染是南方发生地震灾害时可能发生的重要传染病。为了预防和控制受灾地区虫媒传染病的流行，可采用以下技术方案。

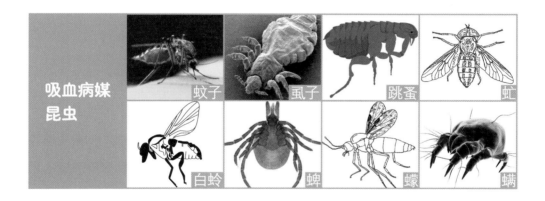

吸血病媒昆虫：蚊子、虱子、跳蚤、虻、白蛉、蜱、蠓、螨

【诊断与治疗】

（1）乙型脑炎：临床上主要表现为高热、意识障碍、抽搐、脑膜刺激症等，严重者可危及生命或留下神经系统后遗症。一个月内未接种过乙脑疫苗者，血或脑脊液中抗乙脑IgM抗体阳性、恢复期血清中抗乙脑IgM抗体或中和抗体滴度比急性期有4倍以上升高者，或脑脊液、脑组织、血清分离乙脑病毒阳性可以确诊。

（2）登革热：临床主要表现为起病急、寒战高热、头痛、眼眶痛、肌肉和关节痛、极度疲乏、厌食，可伴有红色皮疹、淋巴腺肿和白血球减少；部分患者可表现为高热、出血、肝大，严重者可发生循环衰竭的登革热出血热症状。血液中特异性IgM

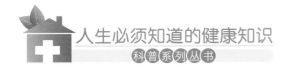

抗体阳性或恢复期血液IgG抗体比急性期高4倍以上者可以确诊。

虫媒病毒病无特殊的治疗方法,主要是对症、支持和综合治疗,防止并发症的发生。加强护理,增加维生素等营养物质的摄入,保持水和电解质的平衡,预防继发感染等。

【预防措施与应急处置】

(1)患者隔离治疗。

患者应及时送至传染病病房进行隔离治疗,收治虫媒病毒病患者的病房应安装纱门、纱窗,做好防蚊工作。

(2)密切接触者医学观察。

对虫媒传染病患者的密切接触者做好医学观察,观察时间为2周,观察内容为掌握密切接触者有无虫媒传染病的相关症状,密切接触者一旦出现类似症状应及时送医院诊断治疗。

(3)采取以灭蚊为主的控制措施。

做好受灾地区的环境整治,清除和控制蚊虫滋生地,应用灭蚊药物对受灾地区进行快速灭蚊,对受灾环境中的蚊虫滋生场所采用超低容量或热烟雾喷洒技术或滞留性喷洒技术消灭成蚊。

(4)开展健康教育宣传。

使灾民了解掌握各种虫媒病毒病的预防知识,加强个人防护,采用蚊帐、驱蚊剂等防蚊措施,不提倡露宿,户外活动应避免蚊虫叮咬。

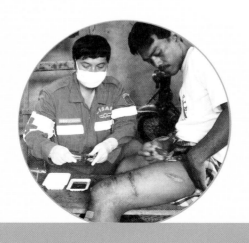

专家帮您认识流行性出血热

　　流行性出血热（EHF）亦称肾综合征出血热（HFRS），是由布尼亚病毒科汉坦病毒属中的不同型别病毒引起的自然疫源性传染病。具有发病急、分布广、疫情严重和病死率高等特点，是《中华人民共和国传染病防治法》中规定报告的乙类传染病之一。

　　鼠类是汉坦病毒的主要传染源，通过带毒动物尿、粪和唾液等排出，以气溶胶吸入、损伤皮肤接触和消化道食入等方式传播，也可以通过鼠类体表寄生螨叮人传播。潮汛、地震灾害发生时，由于卫生条件差、生态环境的改变、鼠类和人的接触机会增加，会发生出血热的流行。为了预防和及时控制地震灾害时可能发生的出血热的爆发和流行，可采用以下技术方案。

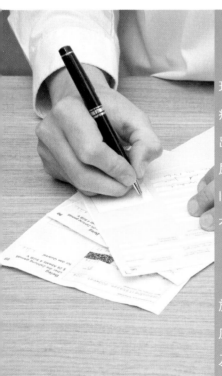

【诊断和治疗】

　　流行性出血热的临床主要表现为发热、出血、循环障碍和肾衰竭，发病早期即出现三痛（眼眶痛、头痛、腰痛）和三红（面部、颈部、上胸部皮肤潮红）等出血热的特有症状，典型病例具有发热、低血压、少尿、多尿及恢复期五期临床病程。患者血清特异性IgM抗体阳性或恢复期血清特异性IgG抗体比急性期有4倍以上增高可以确诊。

　　流行性出血热的治疗主要采取综合性治疗，做到"三早一就"（早发观、早休息、早治疗、就近治疗）措施。采取预防性治疗及防治合并症的治疗措施，特别应在早期采用抗病毒治疗及液体疗法，对重症患者要及时抓紧进行抗休克、预防出血及肾衰竭的治疗。

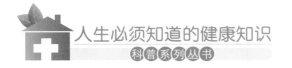
【预防措施与应急处置】

（1）加强对灾区内医务人员有关流行性出血热诊断和治疗的业务培训，并做好受灾群众的疾病宣传和健康教育，了解出血热的常见临床表现，发生症状时及时就诊。

（2）灭鼠是控制出血热流行的最重要和有效的方法。发动灾区居民开展科学灭鼠，灾区内疾控中心做好灭鼠的技术指导。

（3）加强灾区环境治理是预防出血热的重要手段，也是保证有效灭鼠的前提。

（4）加强食品管理，灾民居住地与食品储存处及牲畜聚集处之间应保持一定的距离，食品集中存放。

（5）加强个人防护意识，不要睡地铺，应建高铺，铺不靠墙，铺下不放食物。

（6）疫苗可以有效地预防出血热，如有必要，可以在开展灭鼠的同时，对易感人群进行疫苗接种，尽快提高人群的免疫力。

专家帮您认识钩端螺旋体病

钩端螺旋体病又称钩体病，是由致病性钩端螺旋体引起的动物源性传染病。鼠类和猪是主要传染源。在地震灾害期间或抢收稻谷期间，人因直接或间接与带菌动物（鼠类、猪、牛和犬）的尿污染的水体接触而感染本病。

由于大雨，地面土壤被稀释接近中性，为其病原体的生存、繁殖提供了有利条件。特别是在洪水泛滥时，很多地区的鼠洞及牲畜饲养场被洪水淹没，带菌动物的粪、尿伴随洪水四处漂流，同时大量鼠类和牲畜迁移到未被淹没的地区，扩大了传播范围，常引起感染流行。为预防地震期间钩端螺旋体病的流行，维护社会稳定和保障人民身体健康，可采用以下技术方案。

【诊断原则】

应按照钩端螺旋体诊断标准（GB115995-1995）加强对疑似钩端螺旋体病患

者的诊断与鉴别诊断，特别注意对地震灾害地区有疫水接触史病例的询问。

应根据如下各型钩端螺旋体的临床表现结合流行病学、实验室检测结果进行全面分析诊断。

(1) 感染中毒型 (流感伤寒型)

钩体病早期的败血症，有急起发热、头痛、肌肉酸痛、全身乏力、结膜充血、浅表淋巴结肿大触痛等，酷似流行性感冒。

(2) 黄疸出血型

病初仍为一般感染中毒症状，于病程4~8日出现进行性加重的黄疸、出血倾向和肾功能损害。轻型病例以轻度黄疸为主，无明显出血倾向及肾功能损害，一般在短时间内痊愈恢复。严重病例可迅速因肾衰竭、肝衰竭、大出血而死亡。

(3) 肺出血型

早期败血症后3~4天，患者出现肺出血的临床表现。根据病情轻重又分为一般出血型和肺弥漫性出血型。一般肺出血型表现为咳嗽、痰中带血，肺部可有少量湿啰音，但患者无明显呼吸及循环障碍，经适当治疗常迅速痊愈恢复。肺弥漫性出血以迅速发展的广泛肺微血管出血为特点。临床可有或无咯血，但随着出血的迅速扩大和发展，患者出现进行性发展的呼吸循环功能障碍。

(4) 肾衰竭型

十分普遍，主要表现为蛋白尿及少量细胞和管型。多数肾功能不全均并发出现于重型黄疸出血型患者，并为其致死的主要原因。单独的肾衰竭型较为少见。

(5) 脑膜脑炎型

较为少见，患者发热后3~4天，出现头痛、呕吐、颈项强直等脑膜炎症状。或神志障碍、瘫痪、昏迷等脑炎的临床表现。单纯脑膜炎患者预后较好，伴有脑炎者病情较重，可因脑水肿呼吸衰竭死亡。

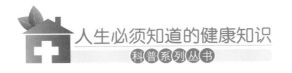

【治疗原则】

（1）抗菌治疗。

钩体对青霉素高度敏感，首选青霉素G治疗，并做到全程足量。为尽量避免诱发赫克斯海默尔反应而加重病情，一般主张青霉素首剂40万单位肌内注射，病情重者可2小时后追加40万单位，每日总量为160万～240万单位，对青霉素过敏者，临床应用庆大霉素、四环素、多西环素、白霉素均有良好效果。

（2）对症治疗。

主要针对各种类型的重型钩体病患者。黄疸出血型患者常有肝肾功能障碍及出血倾向，可给予维生素K注射。重型病例加用肾上腺皮质激素短程治疗。肾功能不全者除注意水、电解质及酸碱平衡外，应及时采用腹膜透析或血透析治疗以挽救患者生命。肺弥漫型出血型患者需给予适当镇静剂以控制烦躁，大剂量氢化可的松配合抗菌药物控制病情。

【预防措施与应急处置】

（1）流行病学调查。

接报后迅速组织有关人员，立即赶赴现场进行流行病学个案调查，核实诊断及临床分型，查明钩端螺旋体感染病例的发病地区（单位）、发病时间、污染源及其范围和传播途径，确定污染源的密切接触者，及时采取针对性的控制措施，防止疫情扩散。

（2）患者、疑似患者早期、就地治疗。

对钩体病患者的治疗应做到早发现、早诊断、早治疗和就地治疗。

（3）控制流行措施。

在钩体病发生流行的疫点，要对患者和受钩体污染的环境进行管理。对患者及时治疗，在疫点对传染源进行带菌调查，如猪带菌率、鼠密度和鼠带菌率调查并采取相应的控制或消灭传染源的措施。

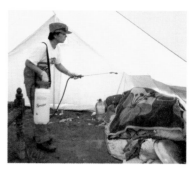

在灾区或钩体病流行区内，必要时可对参加抗洪救灾和稻谷收割的主要劳动力接种对型钩体菌苗，且15日后方可进入疫区，在监测发现首例钩体病患者后，对高危人群，在医生的指导下服用强力霉素，200毫克/（次·周）。

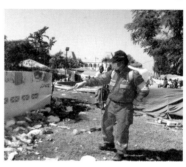

（4）开展消毒工作。

专业人员在疫区的消毒处理过程中，应严格按照操作规程，做好个人防护，彻底消毒处理污染的物品和环境，不留死角，以防后患。患者、病畜的排泄物予以随时消毒，患者污染物、住室、病房进行终末消毒。

（5）加强卫生宣教。

加强对灾区群众和救灾人员对钩端螺旋体病防治知识的卫生宣传教育，让他们了解人和动物发病的症状及个人防护措施，尽量减少或避免与被带菌动物的尿污染的水体接触，不在可疑疫水中游泳、洗衣物等，水下作业尽量穿长筒胶鞋，保护皮肤不受钩体侵袭。

专家帮您认识疟疾

疟疾是由疟原虫引起的经蚊叮咬传播的寄生虫病。疟原虫经血流侵入肝细胞内寄生、繁殖，成熟后又侵入红细胞内繁殖，使红细胞成批破裂而发病。其临床特点为间歇性发作的寒战、高热，继以大汗缓解。间日疟和卵形疟常有复发，恶性疟

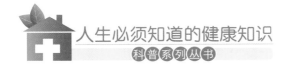

的发热不规则,可引起脑型疟等凶险发作。

疟疾是一种严重危害人民身体健康和影响社会经济发展的重大寄生虫病。我国经过多年坚持不懈的积极防治,在控制疟疾流行、减少危害程度方面取得了显著成效。但是,由于各类疟疾疫区的流行因素尚未根本改变,近年来疟疾发病数呈上升趋势。全国疟疾的实际发患者数达74万,18个省、自治区、直辖市的907个县(市、区)数亿人口受疟疾威胁。

【流行病学】

世界上有100多个国家为疟疾流行区,约22亿人受疟疾的威胁,每年有300万~500万疟疾临床病例,病死人数为110万~270万。

(1)流行因素:

疟疾流行程度受自然因素和社会因素影响。疟疾流行最适宜温度是20~30℃。水灾后,蚊虫滋生地扩大,按蚊数量增多,防蚊设施简陋,人蚊接触机会增加;居民迁移流动,使传染源输入,人群免疫力下降,极易引起疟疾流行。

(2)流行环节:传染源、传播媒介、易感人群。

【临床表现】

疟疾临床症状通常有以下四期:①前驱期:头痛、全身酸痛、乏力、畏寒。②发冷期:手脚发冷,继而寒战、发抖、面色苍白、口唇指甲发绀。体温迅速上升。此期可持续10多分钟至2小时。③发热期:寒战后全身发热、头痛、口渴,体温可升至39℃或以上,有些患者可出现抽搐,此期可持续2~3小时。④出汗期:高热后大汗淋漓,体温迅速下降,此期可持续1小时以上。

【诊断原则】

(1)流行病学史:曾于疟疾传播季节在疟疾流行区住宿、夜间停留或近二周内有输血史。

(2)临床表现:①典型的临床表现呈周期性发作,每天或隔天或隔两天发作一次。发作时有发冷、发热、出汗等症状。发作多次后可出现脾大和贫血。重症病例出现昏迷等症状。②具有发冷、发热、出汗等症状，但热型和发作周期不规律。

（3）假定性治疗：用抗疟药做假定性治疗，3天内症状得到控制。

（4）实验室检查：①显微镜检查血涂片查见疟原虫。其虫种有间日疟原虫、恶性疟原虫、三日疟原虫和卵形疟原虫等4种。②疟原虫抗原检测阳性。

【治疗原则】

（1）间日疟治疗：氯喹1.2克，3日分服（第1日0.6克，第2日、第3日各0.3克），加伯氨喹180毫克，8日分服（每日22.5毫克）。以上均为成人剂量，儿童酌减（下同）。

（2）恶性疟治疗：①咯萘啶口服总剂量1600毫克。分3天服，第1天服2次，每次400毫克，间隔8小时；第2、第3天各服1次，每次400毫克。加服伯氨喹总剂量45毫克，分2天服，每次22.5毫克。②双氢青蒿素口服总剂量480～640毫克。分7天服，每天1次，每次60~80毫克，首剂加倍。加服伯氨喹总剂量45毫克，分2天服，每次22.5毫克。

（3）重症恶性疟治疗：用蒿甲醚肌肉注射，或咯萘啶肌肉注射或静脉滴注，或青蒿琥酯静脉注射做抗疟治疗，同时根据临床表现给予输液，补充维生素和对症治疗。

【预防措施与应急处置】

一般预防措施：

（1）特定人群预防服药：在发生疟疾大范围流行或有流行趋势时，在流行季节可选择下列任一方法进行预防服药：①乙胺嘧啶加伯氨喹：乙胺嘧啶50毫克，同时加服伯氨喹22.5毫克，每10天服1次。②氯喹：每次服氯喹300毫克，每7~10天服1次。③哌喹：每次服哌喹600毫克，每月服1次，睡前服。④灭蚊：在疟疾爆发流行地区（以乡镇为单位一个月内出现10例本地感染的疟疾患者）或有爆发趋势地区，用二二三（2毫克/米^2）滞留喷洒住屋和牲畜棚；在使用蚊帐地区用溴氰菊脂（10~20克/米^2）浸泡或喷洒蚊帐灭蚊。对大型积水或稻田水中的蚊幼虫，用农药进行喷洒，

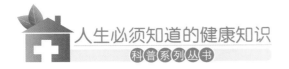

以降低蚊虫密度。

（2）防止蚊虫叮咬：做好宣传工作，提倡使用蚊帐、安装纱门、纱窗或各种杀虫驱蚊剂，避免露宿，减少蚊虫叮咬。

应急处置：

（1）病例侦查：

各医疗机构对发热在37.5℃以上的"三热"患者（即：临床诊断为疟疾、疑似疟疾、不明发热原因者）进行疟原虫血检，及时发现传染源，减少传播。

（2）流行病学调查：

疾控中心接报后迅速组织有关人员，立即赶赴现场进行流行病学个案调查和疫点处理，核实诊断及明确病例类型，并采取以下相应的措施：①对本地感染病例，要检查或完成足量全程治疗，对以病家为中心50米直径内的居民开展疟原虫血检或免疫学调查，对病家成员给予预防服药，对住家周边环境进行灭蚊。一个月内每周对患者进行随访，对病家周围有可疑发热患者进行疟原虫血检。②对输入病例，要检查或完成足量全程治疗，一个月内每周对患者进行随访，对病家周边有发热史的居民开展疟原虫血检。

（3）爆发疫情处理：

①爆发疫情标准：以行政村为单位月发病数是上年同期的2倍或以上，且一类地区（高传播地区包括云南、海南）的发病率达到3%或以上，二类、三类地区（除云南、海南外的其他地区）达到1%或以上为爆发疫情。连续5年或以上无当地感染病例的县，发生输入继发病例也为爆发疫情。②爆发疫情调查：发生爆发疫情时，应尽快核实疫情，通过现患率、带虫率、疟史率等调查掌握流行程度、流行范围和主要虫种；通过按蚊种群与密度调查，确定传播媒介及其密度，根据调查结果确定实施控制爆发疫情的范围与主要措施。③爆发疫情控制：第一，传染源控制：对所有确诊病例、临床诊断病例、疑似病例均按疟疾病例进行规范治疗。第二，扩大发热患者血检范围，对已明确诊断为其他疾病外的所有发热患者进行血检。第三，对当年

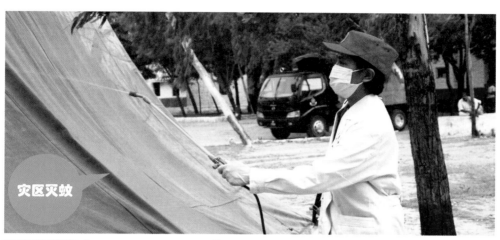

灾区灭蚊

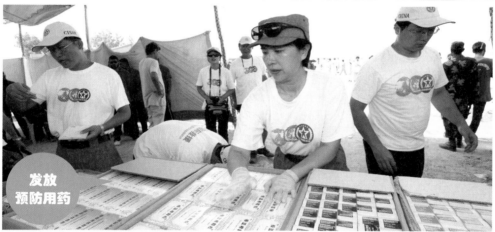

发放
预防用药

累计发病率≥10%的乡（镇）、村实施全民预防服药。

媒介控制：

（1）化学防制：杀虫剂浸泡蚊帐、室内滞留喷洒；

（2）生物防制；

（3）环境治理。

（本章编者：曹 力 李振洲 刘 燕 邱 颖 张耀芬 田 蕾 郑春秀 赵 雯）

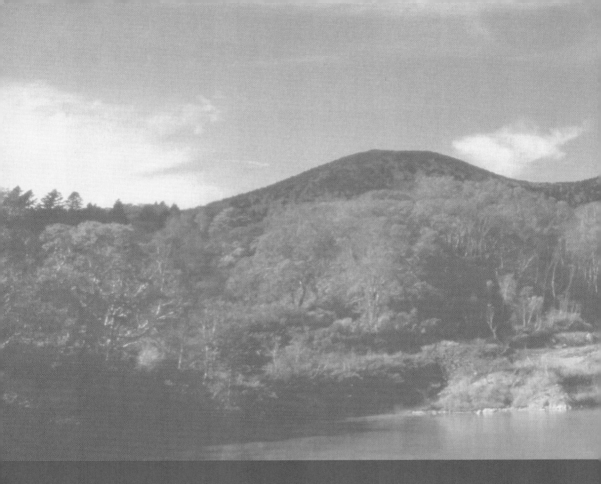

ZAIHAIHOU XIAOSHAMIE JISHU ——"WUQI"ZAISHOU

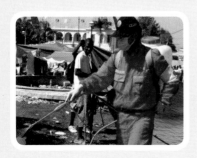
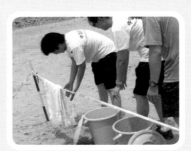
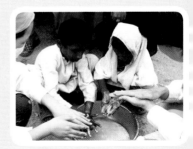

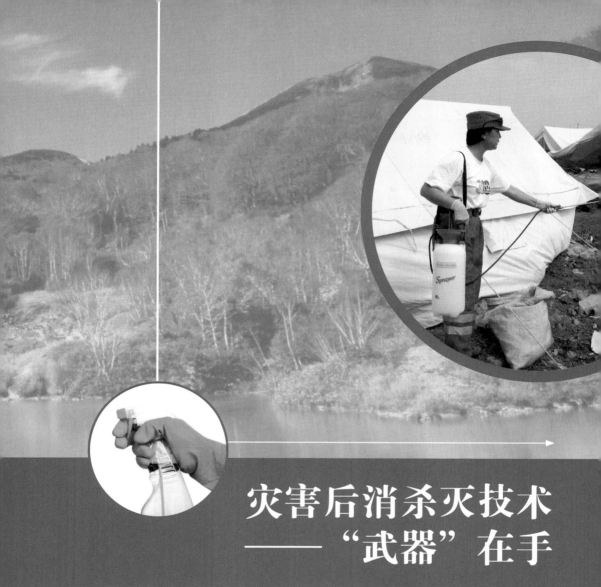

灾害后消杀灭技术
——"武器"在手

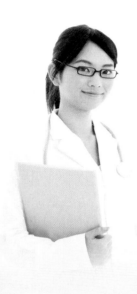

常用含氯消毒剂品种有哪些

含氯（溴）消毒剂属于高效消毒剂，对细菌繁殖体、真菌、病毒、结核杆菌（分枝杆菌）具有较强的杀灭作用，高浓度时能杀灭细菌芽孢，适用于饮用水、餐饮具、果蔬、环境与物体表面等以及污水污物与排泄物分泌物的消毒。

常用品种有漂白粉、次氯酸钙（漂粉精）、次氯酸钠、二氯异氰尿酸钠（优氯净）、三氯异氰尿酸、氯化磷酸三钠、二氯海因、二溴海因、溴氯海因等。

含氯消毒剂常见规格和适宜的消毒的方法有哪些

有粉剂、片剂、液体等多种剂型。

（1）液体：可适用于喷雾、浸泡、擦拭等方法消毒。

（2）片剂：可适用于喷雾、浸泡、擦拭等方法消毒（片剂需经水泡腾后配置成液体）。

（3）粉剂：可适用于铺垫墓葬、地面和排泄物的消毒。

含氯消毒剂低、中、高水平消毒液配置的浓度

低水平消毒浓度为有效氯（溴）250～500毫克/升；

中水平消毒浓度为有效氯（溴）1000～2000毫克/升；

高水平消毒浓度为有效氯（溴）2000～4000毫克/升。

过氧乙酸属于高效消毒剂，它的作用如何

过氧乙酸为酸性透明液体，属于高效消毒剂，可杀灭各种微生物，包括细菌繁殖体、真菌、病毒、结核杆菌（分枝杆菌）和细菌芽孢，温度在0℃以下时，仍可保持活性，适用于餐饮具、果蔬、环境、物体表面等的消毒。

有二种消毒方法可以使用：

（1）喷雾、浸泡、擦拭。作用于低水平消毒的浓度为0.1%以内；作用于中水平消毒的浓度为0.1%～0.2%；作用于高水平消毒的浓度为0.2%或以上。

（2）熏蒸。用过氧乙酸浓度1～3克/米^3，加热熏蒸，可用于室内空气、墙壁、地板、设备、家具等消毒。

但要了解以下注意事项：

（1）过氧乙酸性质不稳定，极易分解，尤其是遇重金属离子或遇热以及其稀溶液极易分解，因此应于用前配制。配制后的稀溶液应盛于有盖塑料容器中，避免接触金属离子。

（2）高浓度和高温可引起过氧乙酸爆炸，20%以下浓度一般无爆炸危险。

（3）对多种金属和织物有强烈的腐蚀和漂白作用，使用时应注意。

（4）过氧乙酸消毒后用清水去除过氧乙酸残留。

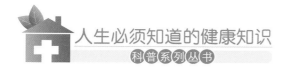
您对二氧化氯消毒药了解吗

二氧化氯也属于高效消毒剂,常用片剂规格的。

二氧化氯可杀灭各种微生物,包括细菌繁殖体、真菌、病毒、结核杆菌(分枝杆菌)和细菌芽孢,适用于食品加工工具、餐饮具、饮用水、污水、物体表面等消毒。

(1)使用方法:常用方法有浸泡、擦拭、喷雾等。一般低水平消毒剂量为250毫克/升以内;中水平消毒剂量为500~1000毫克/升;高水平消毒剂量为1000毫克/升及以上。用于饮用水消毒时,剂量约为3~5毫克/升。有粉剂、液体等多种剂型。

(2)注意事项:①必须活化后才具有消毒活性,但活化液和稀释液不稳定,应现配现用。②对金属有腐蚀性,对织物有漂白作用,消毒完成后应及时清洗。

碘伏最适用于手、皮肤和黏膜消毒

碘伏是碘以表面活性剂为载体的不定型结合物,属于中效消毒剂,可杀灭细菌芽孢以外的各种微生物,包括细菌繁殖体、真菌、病毒、结核杆菌(分枝杆菌),适用于手、皮肤、粘膜消毒,也可用于物体表面消毒。

使用方法:①手与皮肤消毒:用含有效碘3000~5000毫克/升的消毒液擦拭1分钟。②黏膜消毒:用有效碘含量为250~500毫克/升的消毒液冲洗,或用1000~5000毫克/升的消毒液擦拭。

给您介绍一种季胺盐类消毒剂 ——苯扎溴铵(新洁尔灭)

常用季胺盐类消毒剂产品有苯扎溴铵(新洁尔灭)、苯扎氯铵等,使用液为淡黄色液体,具有芳香味,性质稳定。季胺盐类消毒剂属于低效消毒剂,只能杀灭细菌繁殖体、部分真菌与亲脂病毒;与醇复配的制剂能杀灭真菌、病毒、结核杆菌(分枝杆菌)而达到中水平消毒;适用于手、皮肤、黏膜与物体表面消毒。

使用方法:①手与皮肤消毒:用1000~2000毫克/升的消毒液擦拭1~5分钟。②黏膜消毒:用500~1000毫克/升的消毒液冲洗,或用2000毫克/升的消毒液擦拭。

注意事项:①易被多种物体吸附,有效浓度可随消毒物品数量增多而降低,应及时更换消毒液。②肥皂、洗衣粉等阴离子对之有拮抗作用,不能混合或前后使用。③有机物对其消毒效果有明显影响。

您对2%碱性戊二醛消毒液了解吗

2%碱性戊二醛为淡黄色液体,属于高效消毒剂。可杀灭各种微生物,包括细菌繁殖体、真菌、病毒、结核杆菌(分枝杆菌)和细菌芽孢,适用于不耐热、不耐腐蚀医疗器械与精密仪器等的消毒与灭菌,是唯一能浸泡灭菌的化学消毒液。

使用方法:①选择灭菌:将清洗、晾干待灭菌的医疗器械及物品浸没于装有戊二醛的容器中,加盖,浸泡10小时后无菌取出,用无菌水冲洗干净并无菌擦干后使用。②选择消毒:将清洗、晾干的待消毒医疗器械及物品浸没于装有戊二醛的容器中,加盖,消毒30~60分钟后取出,用无菌水冲洗干净并擦干后使用。

注意事项:①对手术刀等碳钢制品有腐蚀,使用前先加入0.5%亚硝酸钠防锈。②使用中应加强浓度检测,以便及时更换使用中消毒液。③温度对戊二醛的杀菌作用有明显影响,20℃以下杀菌作用显著降低。④pH对戊二醛影响较大,在碱性条件下(pH为7.5~8.5)杀菌效果较好。⑤对皮肤黏膜有刺激性,配置时防止溅入眼内或吸入体内,接触戊二醛溶液时应戴橡胶手套。

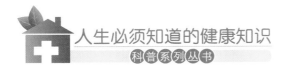
在灾区您若想消毒，
请对照各种污染对象的消毒方法，
选择消毒药物、方式和浓度

消毒对象	预防性消毒与低水平消毒	疫源地消毒	
		中水平消毒	高水平消毒（血传病原体、结核杆菌、芽孢）
环境物体表面	0.05%~0.1%过氧乙酸 150毫克/升二氧化氯喷或擦 250~500毫克/升有效氯 250~500毫克/升有效溴 1000毫克/升季铵盐消毒剂	0.1%~0.2%过氧乙酸 250~500毫克/升二氧化氯 500~1000毫克/升有效氯 500~1000毫克/升有效溴	0.2%~0.5%过氧乙酸 500~1000毫克/升二氧化氯 1000~2000毫克/升有效氯 1000~2000毫克/升有效溴
室内空气	开窗通风 1000~2000毫克/升季铵盐消毒剂喷雾	1克/米^{3}过氧乙酸薰蒸 3%过氧化氢喷雾 20毫升/米^3 0.5%过氧乙酸喷雾 20毫升/米^3 500毫克/升二氧化氯喷雾	
餐、饮具	蒸或煮15~20分钟 0.05%~0.1%过氧乙酸 100~150毫克/升二氧化氯 250~500毫克/升有效氯 远红外线125℃15分钟	蒸或煮20~30分钟 0.1%~0.2%过氧乙酸 250~500毫克/升二氧化氯 500~1000毫克/升有效氯 远红外线125℃15分钟	0.2%~0.5%过氧乙酸 500~1000毫克/升二氧化氯 1000~2000毫克/升有效氯
被褥书籍	太阳下晒 臭氧床单位消毒机	环氧乙烷薰蒸	环氧乙烷薰蒸

续 表

消毒对象	预防性消毒与低水平消毒	疫源地消毒	
		中水平消毒	高水平消毒（血传病原体、结核杆菌、芽孢）
服装被单	蒸或煮15～20分钟 0.05%过氧乙酸浸泡 150毫克/升二氧化氯浸泡 250毫克/升有效氯浸泡	蒸或煮20～30分钟 0.1%～0.2%过氧乙酸浸泡 250～500毫克/升二氧化氯 500～1000毫克/升有效氯浸泡	0.2%～0.5%过氧乙酸浸泡 500～1000毫克/升二氧化氯 1000～2000毫克/升有效氯浸泡
手	抗菌洗手液0.5%氯己定擦拭1000毫克/升季铵盐擦拭	75%乙醇1～3分钟 3000毫克/升有效碘1～3分钟	0.2%过氧乙酸2～3分钟
体温表			1000～2000毫克/升有效氯浸泡
诊疗用品	75%乙醇擦拭 500毫克/升有效氯擦拭	75%乙醇擦拭 1000毫克/升有效氯擦拭	2000毫克/升有效氯擦拭
键盘鼠标	75%乙醇擦拭 1000毫克/升季铵盐擦拭	75%乙醇擦拭 500毫克/升有效氯擦拭	1000毫克/升有效氯擦拭
理发美容用具		1000毫克/升有效氯 75%乙醇 紫外线照射	2000毫克/升有效氯 2%戊二醛
拖鞋		0.1～0.2%过氧乙酸浸泡 1000毫克/升有效氯浸泡	0.2～0.5%过氧乙酸浸泡 2000毫克/升有效氯浸泡
血液体液及污染物			压力蒸汽121℃30分钟 2000～10000毫克/升有效氯
粪便分泌物		10000～20000毫克/升有效氯	30000～50000 mg/L有效氯
便器物桶	0.1过氧乙酸 250～500毫克/升有效氯	0.2%过氧乙酸 1000毫克/升有效氯	0.5%过氧乙酸 2000～5000毫克/升有效氯

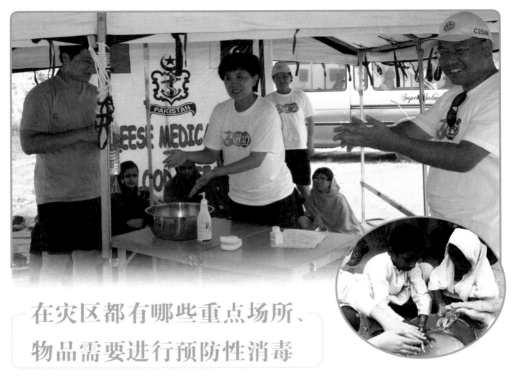

在灾区都有哪些重点场所、物品需要进行预防性消毒

重点场所、物品的消毒:

(1)环境物体表面消毒:对经常使用或触摸的物体如门窗、讲台、桌椅、门把手、水龙头、话筒、洗手池、卫生间等表面,每天进行湿性扫除,必要时用有效氯或有效溴含量为250~500毫克/升的消毒溶液或0.05%~0.1%过氧乙酸溶液消毒。消毒原则先上后下、先左后右,由内向外进行擦拭或喷雾,作用时间不少于30分钟,然后用清水与干净的抹布擦去残留的消毒剂。

(2)餐饮具、厨具、抹布等消毒:餐饮具清洗后消毒。首选物理消毒方法,流通蒸汽100℃作用20分钟,或煮沸消毒作用15分钟,或远红外线消毒碗柜125℃作用15分钟以上。不能使用热力消毒的食饮具可采用化学消毒法,可用有效氯或有效溴含量为250~500毫克/升的消毒溶液或0.1%过氧乙酸溶液浸泡30分钟,消毒后用清水冲洗,以去除残留消毒剂,保洁备用。

（3）办公设施、收银台等消毒：电脑的键盘和鼠标定期用75%的乙醇或0.1%（1000毫克/升）季铵盐消毒剂清洁消毒，其他表面必要时进行消毒。

（4）诊疗用品消毒：①体温计用有效氯含量为1000毫克/升的消毒溶液或0.2%过氧乙酸溶液浸泡30分钟，然后用符合饮用水卫生标准的清水冲洗去除残留消毒剂，清洁备用。②听诊器、血压计等物品用有效氯或有效溴含量为500~1000毫克/升的消毒溶液或0.2%过氧乙酸溶液擦拭消毒，然后用清水与干净的抹布擦去残留的消毒剂。③红外线测温仪的探头可用75%乙醇擦拭消毒。

（5）车辆消毒：尽可能打开门窗通风换气。使用空调系统的，应保证送风安全与充足的新风输入。定期对整个送风设备和送风管路进行湿性扫除，必要时用有效氯或有效溴含量为250~500毫克/升的消毒溶液擦拭消毒。滤网每周清洁一次，必要时将过滤网浸入有效氯或有效溴含量为250~500毫克/升的消毒溶液中30分钟，在放回空调内之前用水清洗和晾干。不适合用以上消毒剂的，可使用0.1%季铵盐类化合物或其他消毒剂。车内地面以及经常触摸的物体如门窗、门把手、椅子等物体表面，每天至少进行1次湿性扫除。必要时用有效氯或有效溴含量为250~500毫克/升的消毒溶液进行擦拭或喷雾消毒，作用时间不少于30分钟。座位套、扶手套等应定期清洗消毒，保持清洁。清洗消毒方法：可在50℃条件下用1%~5%洗衣粉机洗30分钟。

（6）卫生洁具消毒：每天用有效氯含量为250~500毫克/升的消毒液擦拭。

注意：清洁剂和含氯消毒液不能一起使用，否则会产生化学反应，消毒液+清洁剂=毒气。

（7）垃圾桶消毒：垃圾要及时清运，未清运的垃圾要置于有盖的桶内，必要时用有效氯含量为1000毫克/升的消毒溶液喷洒垃圾桶内外表面。

（8）室内空气消毒：首选自然通风，尽可能打开门窗，促进空气流通。必要时进行消毒。

（9）手的消毒：一般情况下，用肥皂或抗菌洗手液和流动水进行洗手，然后用清

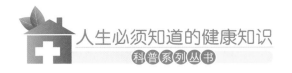
洁的毛巾和纸巾擦干,不要共用毛巾。必要时用75%的酒精或有效碘含量为500毫克/升的消毒溶液擦拭1~3分钟。

在灾区一旦发现
人尸体、动物尸体要进行哪种预防性消毒

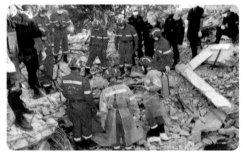

灾区现场配合尸体消毒

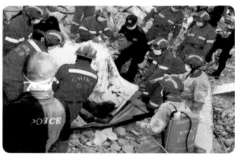

现场消毒处理并包裹尸体

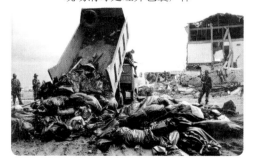

人尸体:

(1)因灾死亡尸体:对震后发现的尸体应尽快火化。

若土葬时,棺内尸体两侧及底部铺垫漂白粉。

(2)对疑似传染病尸体:用0.5%过氧乙酸溶液浸湿的布单严密包裹,口、鼻、耳、肛门、阴道要用浸过0.5%过氧乙酸的棉球堵塞后尽快火化。

若土葬时,应远离水源50米以上,棺木应在距地面2米以下深埋,棺内尸体两侧及底部铺垫厚达3~5厘米漂白粉,棺外底部铺垫厚3~5厘米漂白粉。

动物尸体:一经发现动物尸体立即集中深埋或焚烧,并应向死亡动物周围喷撒漂白粉。

当您发现传染病患者或 疑似患者时应怎样进行消毒

主要针对以下传染病患者或疑似患者接触过的物品或场地实施消毒。

（1）环境物体表面消毒：对经常使用或触摸的物体如门窗、桌椅、门把手、水龙头、话筒、洗手池、卫生间等表面，用有效氯或有效溴含量为1000~2000毫克/升的消毒溶液，或0.1%~0.2%过氧乙酸溶液进行擦拭或喷雾消毒，作用时间不少于60分钟。作用60分钟后对易腐蚀、褪色的部位可用清水清洗或擦拭。

（2）办公设施消毒：先用有效氯或有效溴含量为1000毫克/升的消毒溶液擦拭，作用30分钟后用湿布去除表面残留的消毒液。其他的办公设施，例如传真机、激光打印机和电话的清洁与消毒也可用上述方法处理。

（3）书籍消毒：用环氧乙烷气体熏蒸消毒。

（4）餐饮具、厨具、抹布等消毒：煮沸消毒15~30分钟，或流通蒸汽100℃作用20~30分钟，或远红外线消毒碗柜125℃作用15分钟以上。化学法消毒：可用有效氯或有效溴含量为500~1000毫克/升的消毒溶液或0.1%~0.2%过氧乙酸溶液浸泡30~60分钟。

（5）纺织品消毒：对可能受污染的床上用品、衣物、毛巾等，耐热、耐湿的纺织品可煮沸消毒15~30分钟，或用流通蒸汽100℃消毒20~30分钟，或用有效氯或有效溴含量为500毫克/升的消毒溶液或0.1%~0.2%过氧乙酸溶液浸泡30分钟。不耐热的毛衣、毛毯、被褥、化纤尼龙制品等，可采取过氧乙酸熏蒸消毒。熏蒸消毒时，将欲消毒衣物悬挂室内（勿堆集一处），密闭门窗，糊好缝隙，每立方米用18%~20%过氧乙酸5~6毫升（1克/米^3），放置瓷或玻璃容器中，加热熏蒸1~2小时。或将被消毒物品置环氧乙烷消毒柜中，在温度为54℃、相对湿度为80%条件下，用环氧乙烷气体（800毫克/升）消毒4~6小时。

（6）车辆消毒：对车内地面以及经常触摸的物体如门窗、门把手、椅子等物

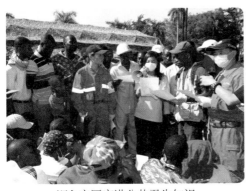

深入灾区宣讲公共卫生知识

体表面,用有效氯或有效溴含量为1000~2000毫克/升的消毒溶液或0.1%~0.2% 氧乙酸溶液进行擦拭或喷雾消毒,作用时间不少于60分钟。座位套、扶手套等消毒应参照纺织品消毒方法。空气消毒,每立方米用18%~20%过氧乙酸5~6毫升,放置瓷或玻璃器皿中加热蒸发,密闭熏蒸2小时后开门窗通风。也可用有效氯含量为1500毫克/升的消毒溶液、0.3%~0.5%过氧乙酸溶液、3%过氧化氢溶液或500毫克/升二氧化氯溶液,进行喷雾消毒,按20~30毫升/米^{3}用量计算,密闭1~2小时。然后开门窗通风,并将空调系统开至最大进行空气抽换并维持一段时间。对所有过滤网浸入有效氯或有效溴含量为1000~2000毫克/升的消毒溶液中30分钟,在放回空调机之前用水清洗和晾干。所有供气设备和送气管路用有效氯或有效溴含量为1000~2000毫克/升的消毒溶液擦拭消毒。

(7)诊疗用品消毒:体温计用0.2%过氧乙酸溶液或有效氯含量为1000~2000毫克/升的消毒溶液浸泡30分钟。听诊器、血压计等物品用有效氯或有效溴含量为1000~2000毫克/升的消毒溶液或0.2% 过氧乙酸溶液擦拭消毒。

传染病患者或疑似患者居住过的房间怎样消毒

室内空气消毒:

空气消毒必须在室内无人的情况下进行。每立方米用18%~20%过氧乙酸5~6毫升,放置瓷或玻璃器皿中加热蒸发,密闭熏蒸2小时后开门窗通风。也可用0.3%~0.5%过氧乙酸溶液、3%过氧化氢溶液或500毫克/升二氧化氯溶液进行喷雾消毒,按20~30毫升/立方米用量计算,密闭1~2小时后开门窗通风。

传染病患者或疑似患者
接触和使用过的饮用水如何消毒

井水消毒：水井应有井台、井盖与公用取水桶。水井周围30m不得有渗水厕所、粪坑、垃圾堆、渗水井等污染源。

> 水井水量的计算：圆井水量 = [水面直径（米）]^2 × 0.8 × 水深（米）
>
> 方井水量 = 边长（米）× 边宽（米）× 水深（米）

（1）直接投加漂白粉消毒法：将所需量漂白粉放入碗中，加少许冷水调成糊状，再加适量的水，静置10分钟。将上清液倒入井水中，用取水桶上下振荡数次，30分钟后即可使用。一般要求余氯量为0.5毫克/升。井水消毒，一般每天2~3次。所需用漂白粉量应根据井水量、规定加氯量与漂白粉含有效氯量进行计算。例如：某一圆井直径0.8米，水深2.5米，消毒时规定加氯量为2毫克/升，所用漂白粉含25%有效氯，则其用药量可按下式计算：

> 井水量 =（0.8米）^{2}×2.5米×0.8 =1.28米^3
>
> 应加有效氯量 =1.28米^3×2克/米^3=2.56克
>
> 需用漂白粉量 =2.56克÷25%=10.24克

（2）持续加漂白粉法：为减少对井水频繁进行加氯消毒，并持续保持一定的余氯，可用持续消毒法。持续法常用的工具有竹筒、无毒塑料袋、陶瓷罐或小口瓶，可因地制宜选用。方法是在容器上面或旁边钻4~6个小孔，孔的直径为0.2~0.5厘米。根据水量和水质情况加入漂白粉。一般竹筒装漂白粉250~300克，塑料袋装250~500克。将加漂白粉容器口塞住或扎紧，放入井内，用浮筒悬在水中，利用取水时的振荡，使容器中的氯慢慢从小孔放出，以保持井水中一定的余氯量。一次加药后可持续消毒1周左右。采用本法消毒，应有专人负责定期投加药物，测定水中余氯。

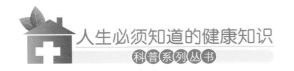
　　缸水消毒：将经洁治处理的水引入消毒缸中进行消毒。消毒时，可使用含氯消毒剂，其用量随水的污染程度而定，一般在4~8毫克/升，作用30~60分钟。使用含氯消毒剂片剂时，用量可按使用说明书投放。消毒后，测量余氯，在0.3~0.5毫克/升者，即可饮用。

传染病患者或疑似患者的分泌物、排泄物及便池如何消毒

　　（1）分泌物、呕吐物、排泄物消毒：稀薄的排泄物或呕吐物，每1000毫升可加漂白粉50克或有效氯含量为20000毫克/升的消毒溶液2000毫升，搅匀加盖放置2小时。无粪的尿液每1000毫升加入干漂白粉5克或次氯酸钙1.5克或有效氯含量为10000毫克/升的消毒溶液100毫升混匀放置2小时。成形粪便不能用干漂白粉消毒，可用20%漂白粉乳剂（有效氯含量为50000毫克/升），或有效氯含量为50000毫克/升的消毒溶液2份加于1份粪便中，混匀后作用2小时。盛分泌物、呕吐物、排泄物的容器可用有效氯含量为2000~5000毫克/升的消毒溶液全部浸没后消毒30~60分钟，用水冲洗后备用。

　　（2）便池、下水道消毒：每蹲位用5~10升有效氯含量为1000~2000毫克/升的消毒溶液冲洗，停留30分钟，然后用流动水冲去残留的消毒剂。

传染病患者或疑似患者的垃圾怎样处理

　　垃圾处理：

　　（1）焚烧：将不值得应用而可燃物质尽量焚烧；

　　（2）消毒：喷洒有效氯含量为10000毫克/升的消毒溶液，作用60分钟以上。消毒后再深埋。

对于已证实的肠道传染病消毒要点有哪些

常见肠道传染病有甲型肝炎和戊型肝炎、细菌性痢疾、伤寒和副伤寒、霍乱等，需要消毒的对象有：

（1）经常接触的环境物体表面：如地面、墙壁、把手、开关、家具表面等。

（2）容易受污染的物品：如餐（饮）具、键盘、鼠标、玩具、衣物、被褥、纸张、书报、运输工具等。

（3）患者排泄物、呕吐物及其容器、厕所、垃圾和生活污水等。

（4）注意经常洗手消毒，如饭前、便后以及接触患者或污染物品后。

（5）了解饮用水源有无污染，如疑有污染必须消毒。

（6）在消毒的同时，应开展防蝇灭蝇及灭蟑螂的工作，具体方法参考有关规定。

对于已证实的经血传播传染病消毒要点有哪些

常见经血传播传染病有乙型肝炎、丙型肝炎、丁型肝炎、艾滋病等。当环境和生活用品或医疗器械被感染者的血液、血性分泌物和其他体液污染时，应随时进行消毒。患者迁移或死亡后应进行终末消毒。其消毒要点为：

（1）感染者和患者流出的血液、血性分泌液和炎性分泌物及其污染的物品，如牙刷、餐（饮）具、衣被、玩具、注射器等均需消毒和处理。

（2）注意经常洗手消毒，如接触血液、体液以及患者或污染物品后。

（3）处理污物时，严禁用手直接抓取污物，尤其是不能将手伸入垃圾袋中向下压挤废物，以免被锐器刺伤。

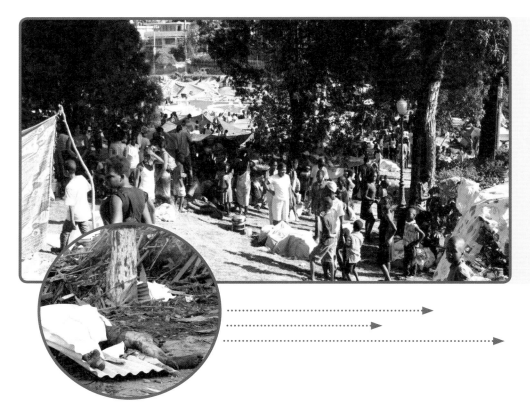

对于已证实的流行性出血热传染病消毒要点有哪些

（1）发热期患者的排泄物、分泌物、血，患者的便器，衣物、被褥；餐（饮）具；生活用具；室内空气和污染食物等均需消毒和处置。

（2）疫点室内、庭院，有鼠隐蔽、栖息场所的地面和杂物堆进行喷洒消毒。

（3）对发热期患者和疫鼠的排泄物、分泌物、血及其污染物污染伤口，或被鼠咬伤的伤口，用0.5% 碘伏消毒。

（4）疫区应开展杀虫、灭鼠。搜集的鼠尸和染疫的实验动物，应就近火焚或掩埋地下。

对于已证实的狂犬病传染病 消毒要点有哪些

（1）消毒对象：患者饮食、生活用具；衣服、被褥等纺织品；患者和患兽的唾液、鼻咽分泌物、眼泪、血及其污染物；运送患者、病兽的交通工具；室内地面、墙面及病兽血等污染的地面等。

（2）对病兽咬伤的伤口应迅速进行紧急处理。以清除含有狂犬病毒的唾液。先用大量的20% 肥皂水冲洗，再用0.5% 碘伏对局部伤口进行消毒。

（3）对患者的尸体和病兽尸体应进行火化处理。

哪种方法能杀灭虫媒

蚊虫：

针对蚊虫滋生地：一般常在杂草、周边的坑、洼水潮湿地。采取如下监测方法：

（1）人工小时法：选择临时居住点、临时动物圈养点，于当地时间日落后1小时，用电动吸蚊器在每个监测点捕捉15分钟，计数、分类、计算密度。每次监测点数不少于10处。

（2）灯诱法：在恢复供电地区的室外空间，用诱蚊灯监测蚊虫密度，日落后挂置，早晨8时收取，检查诱捕的蚊虫数，分类、记数。每次监测诱蚊灯不少于5个。

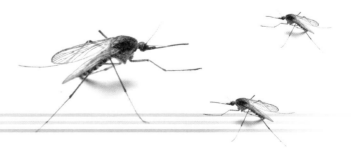

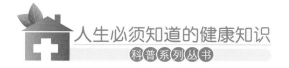

【灭蚊控制】

（1）室外环境快速灭蚊：在临时居住处外500米之内的室外环境，采用背负式机动超低容量喷雾器喷洒6%灭得优乳油或优士杀虫乳油（B型或C型）。

（2）室内环境灭蚊：对室内（帐篷）的墙面或帐篷以及动物圈养点，用手持压缩式喷雾器或背负式常量喷雾器喷洒攻百害杀虫可湿性粉剂或大功达杀虫可湿性粉剂0.01%~0.02%，100~200毫升/米^{3}做滞留喷洒；蚊密度较高时，可在室内超低容量喷洒优士杀虫乳油（C型），或统一采用灭蚊片烟熏。家庭自行用市售气雾剂或喷射剂灭蚊。

（3）控制蚊幼措施：填平洼地，清除各类积水容器，对暂不能填平的各种有水环境，按照4~8块/米^{2}的量投放飞彪杀虫颗粒剂（缓释剂）处理或用手持压缩式喷雾器或背负式常量喷雾器喷洒环卫乐杀虫乳油。

【防蚊措施】

（1）有条件的灾区，在临时居住处，每户家庭应该安装简易纱窗和纱门。

（2）使用蚊帐，蚊帐可用0.05%大功达杀虫可湿性粉剂浸泡。

（3）睡觉前点燃蚊香：（有电的环境用点燃电热蚊香，无电的环境采用盘式蚊香）。

（4）工作或活动时，在身体暴露部位涂抹避蚊剂。

蝇类：

针对滋生地：一般常在临时住点或大型集中居住场所周围的各种蝇类滋生物质包括临时厕所、临时生活垃圾堆放环境、随地大便、动物粪便、动物尸体包括死鼠等，记录检查滋生物数量和阳性数量。采取如下监测措施：

（1）粘捕法：在临时居住点、商铺室内的临时餐饮的桌上、简易灶台等处放置1~2张粘纸，放置一定时间（如2小时），检查粘到蝇类的粘纸数和蝇数。每次监测点数不少于10处。

（2）笼诱法：在外环境放置5~10个用天幕式捕蝇笼，以腐鱼等为诱饵，早上放，晚上收，统计各个捕蝇笼内的蝇类数量。

【滋生地控制】

（1）暴露污物、尸体、垃圾等物质要及时组织清除或填埋，防止蝇类滋生。

（2）每日手持压缩式喷雾器或背负式常量喷雾器喷洒0.5%~1%的环卫乐杀虫乳油或飞彪杀蝇乳油，0.5~5毫升/米^2；或撒布飞彪杀虫颗粒剂（缓释剂）。

【灭蝇控制】

（1）室内灭蝇：用手持压缩式喷雾器或背负式常量喷雾器喷洒攻百害杀虫可湿性粉剂或大功达杀虫可湿性粉剂0.01%~0.02%，100~200毫升/米^{2}做滞留喷洒；蝇密度较高时，可在室内喷洒超低容量优士杀虫乳油（C型）。

（2）室外环境快速灭蝇：采用背负式机动超低容量喷雾器喷洒6%灭得优乳油或优士杀虫乳油（B型或C型）。

【防蝇措施】

（1）采取家庭防蝇措施，减少蝇类与人接触。

（2）应用杀蝇药物时保护好食品，注意饮食卫生。

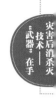

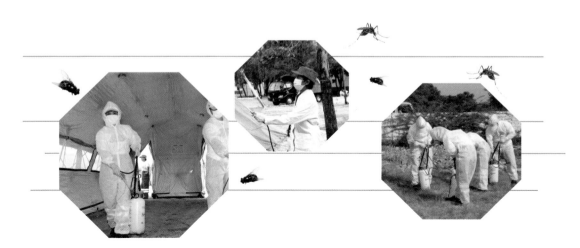

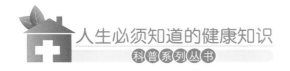
鼠类：

（1）鼠夹法：在临时居住点、商铺等的室内和外环境，布放一定数量的中号捕鼠铁夹，布夹数量根据环境面积大小确定，一般不少于100夹。晚放晨收。连续布放两夜。饵料采用新鲜油条段或生花生。统计鼠密度和鼠种。

密度（夹日法）%=（捕鼠数/布放的有效夹数）×100

（2）询问法：对群众询问发现有鼠的情况，根据群众的反映来间接推算出鼠的密度。

蚤类：

（1）粘纸法：利用粘蚤纸调查一定面积的有蚤场所，计算平均每张纸粘得的蚤数，单位为只/纸。

（2）采用光诱法测定，在调查现场放置一白色搪瓷盘，内放少许浓肥皂水，中央放置一蜡烛，夜晚点燃，蚤被光诱入皂水，计算每个搪瓷盘中诱获的蚤数，单位为只/盘。

【灭蚤控制】

染蚤地区，用手持压缩式喷雾器或背负式常量喷雾器喷洒攻百害杀虫可湿性粉剂或大功达杀虫可湿性粉剂（0.01%~0.02%），100~200毫升/米²做地面喷洒。

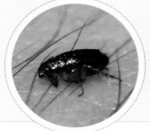
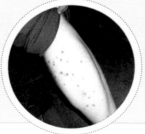

常用灭鼠药物都有哪些

灭鼠药物必须选用国家批准的鼠药，绝对不能用未获国家登记的其他毒药和集贸市场上私卖的毒饵。尽可能使用高效、安全的抗凝血灭鼠剂，该类灭鼠剂的药物一是干扰血凝过程，二是损伤毛细血管壁，增加血管的渗透性，进食后的鼠类因内出血而死亡，三是有特效解毒剂。常用灭鼠剂如下：

（1）敌鼠钠盐：本药为黄色粉末，纯品无臭无味，稍溶于热水（100℃时溶解度为5%），溶于乙醇和丙酮，性质稳定。敌鼠钠盐类毒饵在0.05%~0.2%浓度范围内，鼠类接受性较好。一般以新鲜稻谷制成毒饵。

（2）溴敌隆：溴敌隆是第二代抗凝血灭鼠剂，不溶于水，溶于丙酮和乙醇。国内商品主要是0.5%溴敌隆母液，使用较方便。常用浓度为0.005%，宜现配现用，灾害现场以大米均匀搅拌制成毒饵。家禽对溴敌隆敏感，所以使用时要做到晚放晨收。

（3）大隆：大隆是目前抗凝血灭鼠剂中毒力最大的一种，是一种较为理想的慢性灭鼠剂，兼有急性和慢性灭鼠剂的优点，消灭家、野鼠的效果最好。浓度常用0.005%，多为市售混合性毒饵，可采用间隔投药法，使用时要注意防潮。

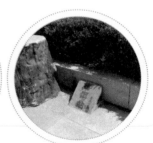

当您家中发现鼠情怎么办

（1）一旦家中发现鼠情应翻动可能藏鼠的物品，及时消灭窜出的老鼠。发现鼠洞立即堵塞。

（2）若灾后通知可以返家时应注意检查所带物品，避免夹带老鼠。同时，返家后要彻底搞好室内和环境卫生。尽量用防鼠容器存粮。检查有无新出现的鼠洞，一旦发现应及时灭鼠并严密堵洞。

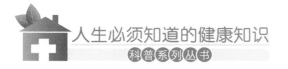
大型粮库和集中居住场所怎样防鼠

大型粮库和集中居住场所，必要时可挖防鼠沟，沟深1米，宽0.6米，沟底每隔20～30米或每个拐角处，埋直径0.6米的水缸，沟底平缸口。随时检查处理掉入缸内的老鼠。

在修理旧房或重建新居时，应全面规划，改善卫生条件。减小门、窗与框的空隙，一般不超过0.5厘米；用水泥或三合土硬化室内地面。尽量增设30厘米高的墙裙。管道和电线等的穿墙孔，设置铁皮挡鼠板，管道和电线从板中央小孔通过。

注意：禽舍畜圈离开住宅，厕所考虑防蝇防鼠。

物理灭鼠、毒饵灭鼠哪种方法好

自然灾害发生后，首先建议灭鼠要多用器械。灭鼠器械主要是鼠笼、鼠夹、粘鼠胶等，此时还可用水或泥浆灌洞等民间方法灭鼠。但灾区内绝不能使用电子猫，更不能自拉电网捕鼠。其次，慎用毒饵灭鼠 当鼠密度很高，或人群受到鼠源疾病严重威胁时，应在严密组织、充分宣传的基础上，选用安全合法的灭鼠毒饵，开展全面的灭鼠工作。

怎样使用灭鼠药物

常用灭鼠剂使用表				
灭鼠剂	一般使用浓度(%)	配制方法	使用方法	特效解毒剂
敌鼠钠盐	0.05～0.2	浸泡法、毒水	饱和投药	维生素K1
杀鼠迷	0.03～0.05	浸泡法、毒水	饱和投药	维生素K1
杀鼠灵	0.025～0.1	粘附法、毒水	饱和投药	维生素K1
氯敌鼠	0.005～0.025	粘附法	间隔投药	维生素K1
溴敌隆	0.005～0.01	粘附法	饱和投药	维生素K1
大隆	0.005	商品化毒饵	间隔投药	维生素K1
杀它仗	0.005	商品化毒饵	间隔投药	维生素K1
磷化锌	0.5～2	粘附法	一次投药	无，常规中毒急救

一般投放灭鼠毒饵的量和时间怎样掌握

毒饵投药位置：

室内：一般沿墙跟每10~15平方米投放两堆，每堆约10克。

室外：一般沿墙根或鼠道每5~10米投放一堆，每堆20克，每天检查，按吃多少补多少，吃光加倍的原则补药一周。

投放灭鼠毒饵的要求及注意事项：

投放要求：

（1）毒饵的投放要做到全面防治，不要遗漏任何地带而造成防治上的盲区。

（2）投放的毒饵量要充足，让鼠群内各个体都有机会取食到致死量的毒饵。在布药防治时要做到投放的毒饵量不见消耗为止。

（3）投放毒饵的位置要适当，要投放在有效位置上，让鼠容易遇到毒饵，如投放在鼠洞、鼠路、出入口、转角位等，同时投放位置要尽量选择干净、干爽、隐蔽的地方。

（4）15天后测定鼠密度，进行评价，如达不到预期效果，则要继续处理，特殊场所可以更换毒饵。

注意事项：

（1）投饵工作由受过培训的灭鼠员承担，确保人畜安全。

（2）灭鼠时要加强宣传，管好禽畜，保藏好食品，照看好小孩。

（3）毒饵必须有警告色，投饵点应有醒目标记，投饵结束应收集剩饵。

（4）投毒后及时搜寻死鼠，焚烧或在适当地点深埋；为避免鼠死后离开鼠体的虫类叮咬，最好于灭鼠同时在居住区喷洒杀虫剂。

（5）要做好中毒急救的准备。

（本章编者：曹 力 高燕红 郑 娇）

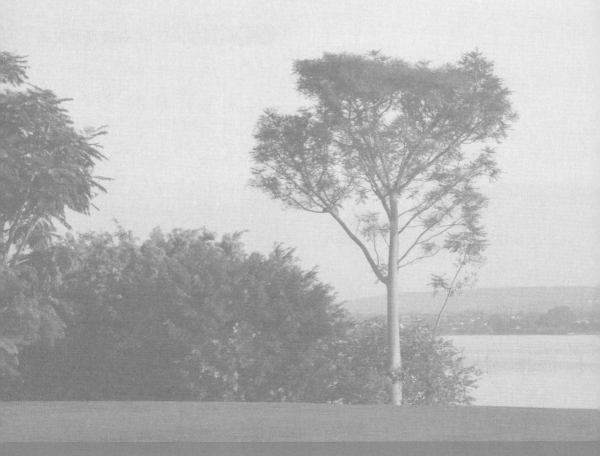

ZAIHAIHOU DE GUANZHU"JIAODIAN" ——SHI.SHUI FANGKONG

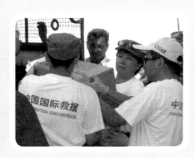
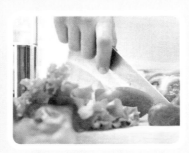
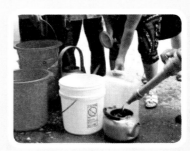

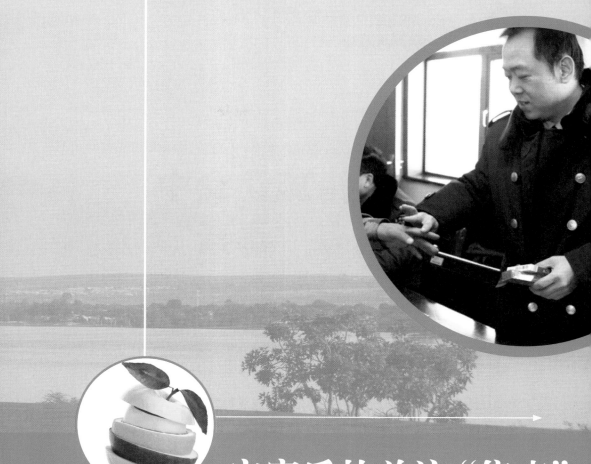

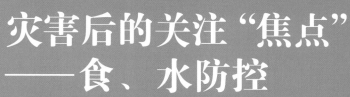

灾害后的关注"焦点"
——食、水防控

有效措施让食中别再有"毒素"

灾害后食品安全应怎样管理

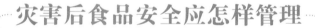

（1）派专人对救灾食品的储存、运输和分发进行卫生监督。

① 储存：食品仓库和堆放食品的地点要干燥、通风、清洁。救灾食品不得与汽油、杀虫剂、毒鼠剂以及其他毒物一起储存，不得用同一车辆运输。

② 发放：食品发放时要派卫生防疫人员把关，对生霉、腐败、浸水和被污染的食品以及膨胀、漏气与严重锈蚀的罐头，禁止发放食用。

（2）对挖掘出的食品进行检验和质量鉴定。

① 对从冷冻库内挖出的肉类食品要经卫生检验队检验，明显腐败变质类深埋，轻度腐败类炼工

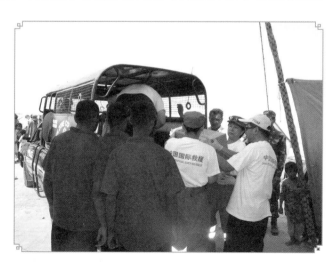

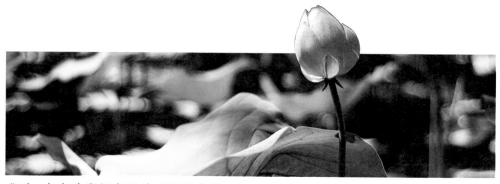

业油；未腐败类经高温处理可供食用。

② 对砸死的牲畜除经兽医人员检验确定可食者外，一律做深埋处理。

（3）对恢复工作的食堂、饭店要设置防蝇设备，保证供应的食品清洁卫生，要创造条件对食具做到用后洗净、消毒。保证饭菜质量要烧熟、煮透，现做现吃，不多量。严禁出售腐败变质食物和病死的禽、畜肉。

（4）饮食服务人员身体要健康，无传染病。

（5）加强饮食卫生知识的宣传。要求人人不喝未经消毒的生水，不吃腐败变质和不洁食物。

灾后居住点灾民应预防食物中毒

食物中毒的发生与灾区食物的选择、加工方法、加工人员以及食品容器设备的卫生清洁有重要的关系。不卫生的食品除了能引起食物中毒外，还会传播痢疾、肝炎、霍乱、伤寒等传染病和人畜共患的传染病、寄生虫病。因而灾后居住点灾民应预防食物中毒。

什么是细菌性食物中毒

常由不卫生的动物性食品（如肉、蛋类食品）和存放时间长的熟食（如米饭、蔬菜）引起。

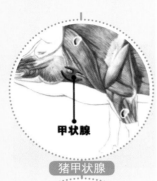

猪甲状腺

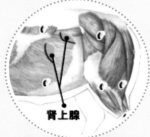

猪肾上腺

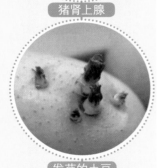

发芽的土豆

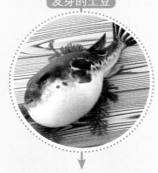

天然有毒生物混入食物致毒

细菌性食物中毒以胃肠道症状为主，如腹泻、腹痛、恶心、呕吐，有时有发热、头痛，潜伏期一般在3~12小时，部分在13~24小时，少数在48~72小时。

细菌性食物中毒需要及时治疗，以对症治疗为主，及时补充体液和电解质，必要时给予抗生素治疗。

什么是化学性食物中毒

一般为误食有毒物质引起。由于灾区环境的变化和临时居住的条件所限，农药、亚硝酸盐及其他工业用化学物质易被误食。

误食化学有毒物发病快，一般潜伏期在数分钟至1小时内，死亡率较高，因此要及时对症治疗，包括停止食用毒物，及时进行催吐、洗胃、灌肠，使用特效解毒药等。如亚硝酸盐中毒给予美蓝，有机磷中毒采用阿托品和氯磷定、解磷定，砷中毒采用二巯基丙醇，条件允许时应送医院抢救。

误食了有毒动、植物性食物后中毒怎么办

误食猪甲状腺、肾上腺和含毒的鱼类会引起有毒动物性食物中毒；食用未经充分加热的豆浆、扁豆或食用苦杏仁、发芽土豆、毒蘑菇会引起有毒植物性食物中毒。

首先快速引吐，或采取洗胃、急救和对症治疗。

发生食物中毒怎样现场处理和控制

紧急处理：对患者及时做出诊断，可能情况下，尽快报告当地疾病预防控制中心。

（1）及时作出诊断，必要时采集患者相关标本以备送检。

诊断应依据流行病学调查资料和患者的潜伏期及中毒的表现，必要时采集病人的相关标本以确认病因。食物中毒的流行病学特点为：中毒患者在相近的时间内均食用过某种共同的中毒食品，未食用者不中毒；停止食用中毒食品后，发病很快停止；潜伏期较短，发病急剧，病程亦较短；所有中毒患者的临床表现基本相似；一般无人与人之间的直接传染。

（2）停止食用中毒食品。

（3）对患者的急救治疗主要包括催吐、洗胃、灌肠以及对症治疗和特殊药物治疗。

（4）报告的内容有：食物中毒发生地点、时间、人数、典型症状和体征、治疗情况、中毒食物和需要进一步采取之措施的建议。

卫生部《食物中毒事故处理办法》规定：县级以上地方人民政府卫生行政部门对发生在管辖范围内的下列食物中毒或者疑似食物中毒事故，实施紧急报告制度：中毒人数超过30人的，当于6小时内报告同级人民政府和上级人民政府卫生行政部门；中毒人数超过100人或者死亡1人以上的，应当于6小时内上报卫生部，并同时报告同级人民政府和上级人民政府卫生行政部门；中毒事故发生在学校、地区性或者全国性重要活动期间的应当于6小时内上报卫生部，并同时报告同级人民政府和上级人民政府卫生行政部门。任何单位和个人不得干涉食物中毒或者疑似食物中毒事故的报告。

控制处理：

（1）封存现场的中毒食品或疑似中毒食品，待调查确认不是中毒食物以后才能食用。

（2）通知追回或停止食用其他场所的中毒食品或疑似中毒食品。

（3）对中毒食品进行无害化处理或销毁，并对中毒场所采取相应的消毒处理。对细菌性食物中毒，固体食品可用煮沸消毒15～30分钟；液体食品可用漂白粉消

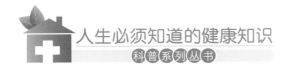

毒,消毒后废弃。餐具等可煮沸15~30分钟,也可采用漂白粉消毒。对患者的排泄物、呕吐物可用20%石灰乳或漂白粉消毒(一份排泄物加二份消毒液混合放置2小时),环境可采用过氧乙酸进行喷洒消毒。化学性或有毒动植物性食物中毒应将引起中毒的有毒物进行深埋处理。

灾区能吃和不能吃的食品您了解吗

能吃的食物:

(1)新鲜的或工厂包装的保质期内食品。

(2)烧熟煮透的现场加工食品。

(3)加工后常温下放置时间不超过4小时的熟食品。

(4)消过毒的蔬菜、水果。

不能吃的食物:

(1)挖掘出的食品,除密封完好、保质期内的罐头类食品以外一般都不能食用,罐头类食品也应当用洁净水清洗外周后方可食用。

(2)已死亡的畜禽、水产品。

(3)已腐烂的蔬菜、水果。

(4)来源不明的、非专用食品容器包装的、无明确食品标志的食品。

(5)已霉变的大米、小麦、玉米、花生等。

(6)其他已腐败变质的食物和不能辨认是否有毒的蘑菇、野菜。

怎样让老百姓掌握如何正确加工食品

(1)食品要现吃现做,做后尽快食用,不剩余。

(2)所有现场加工的食品应烧熟煮透,上餐剩余饭菜一定要在食用前单独重新加热、热透。存放时间不明的食物不要直接食用。

(3)生的食品及原料避免直接接触或使用同一个容器。

（4）避免患有痢疾、伤寒、肝炎及其带毒者和伤口化脓、皮肤感染以及不明原因的咳嗽、咳痰人员进行食品的加工制作。

（5）采用消毒过的水用于清洁食品和清洗食品容器。

（6）避免在简易住处集中做大量食物和集体供餐。

（7）避免购买和食用摊贩销售的未包装的熟肉和冷荤菜。

（8）不制作、食用酵米面，不要采食毒蘑菇，不采食不明野菜。

灾区食品需要卫生监督管理吗

对于灾区食品的供应与生产卫生监督管理是非常重要的。

（1）对救灾食品的储存、运输和分发要指派专人进行必要的监督。

（2）对救灾食品、挖掘出的食品应检验合格后再食用，不准销售来源不明的食品及原料。

（3）对应急临时食堂、机关食堂、营业性饮食店要加强监督和指导，督促做好防蝇、餐具消毒等工作。

（4）对未经体格检查的厨师不得雇用或让其加工食品。

（5）对所使用的有毒化学物应集中统一存放，做明显标志并由专人保管，避免误食。

（6）对集体用餐单位应优先配备清洁用水、洗涤消毒设备以及食品加热和冷藏设备。

（7）禁止流动摊贩售卖非包装熟食品，尤其是散装熟肉和水产品。

（8）对受污染的粮食或食品分类给予去毒等处理，防止发生急性食物中毒。如发现有农药、化肥及其他化学物品污染，必须立即切断污染源，做出明显标志。

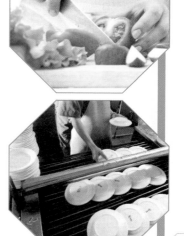

有效措施让水
别再成"祸水"

灾后如何正确解决饮水是关系震后
能否控制大疫的关键问题

　　强烈地震后，城市自来水系统往往会遭到严重破坏。如供水中断，城乡水井井壁坍塌，井管断裂或错开、淤沙，地表水受粪便、污水以及腐烂尸体、农药、化肥、工业废物等严重污染，并可能有剧毒物质存在。供水极为困难，有时不得不饮用河水、塘水、沟水和游泳池水以及雨水。

解决供水是关键性问题：
一是要找到水源。
二是进行水质检验，确定能否饮用。
三是对不适饮用的水进行洁治。
四是采用合适的供水方式。

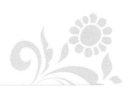

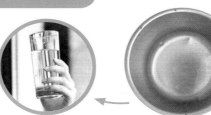

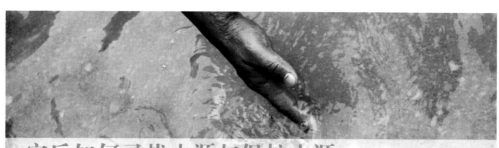

灾后如何寻找水源与保护水源

（1）了解水源：根据震前了解的当地水源分布，并通过现场调查，寻找水量充分、水质良好、便于保护的水源。震后一切水源都可能受污染，因此对所有水源都要重新检验，确定可否饮用。

（2）选择水源：污染较少的水可作为饮用水水源，并划出一定范围，严禁在此区域内排放粪便、污水与垃圾；可利用井水为饮用水水源；可打手压泵小口井作为饮用水水源。

（3）保护水源：水井应有井台、井栏、井盖及井的周围30米内禁止设有厕所、粪坑、垃圾堆、猪圈以及其他可能污染地下水的设施；取水应有专用的取水桶；建立水源保护制度，设岗哨看管，防止人为投毒。

灾区对饮用水如何进行应急处理

分散式饮用水安全应急处理：简易澄清，简易渗透，简易沙滤，家用沙滤缸，混凝沉淀，简易过滤+消毒，沉淀、沙过滤+煮沸七大净化技术。

灾区饮用水安全应急净化处理技术介绍如下：

（1）简易澄清技术：可在短时间内去除水中沙粒等大颗粒有机物质。适用于较清洁地表水，不需药剂。

具体操作：取水后将原水放置在较高圆柱形容器内，较粗大的颗粒物可在10分钟内沉淀去除。取上层清液煮沸饮用。注意：若水中颗粒物小于10微米时，短时间内不能下沉。

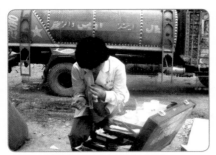

现场检测水源浊度指标

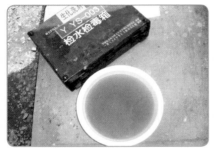

利用检水检毒设备处理水源

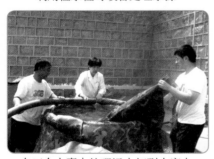

在三个水囊中处理污水打到水窖中

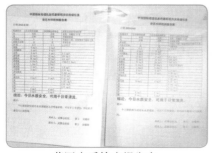

营区水质检查报告表

（2）简易渗透技术：去除水中悬浮物等物质。适用于较浑浊地表水，不需药剂。

具体操作：在离水源3～5米处向下挖一个50～80厘米深、直径约1米的坑，让水从沙、石、土的缝隙中自然渗出，然后将已渗出的水取出，放入盒或壶等存水容器中。注意：不要搅起坑底的泥沙，要保持水的清洁干净。

（3）简易沙滤技术：利用细沙过滤去除水中悬浮物，保障饮用水安全，可供给村镇集中人口使用，适用于各类水质，不需药剂。

具体操作：先建造沙滤池，用砖和水泥砌成方形或长方形水池，可按每平方米滤池每昼夜产水3000升计算（可供100～200人饮用），以实际用水人口计算沙滤池面积。池底部铺设水管，在管上钻若干小孔，外包棕皮或编织布，此管可将过滤水导出。池下部填入垫层，垫层为粒径1～16毫米的豆石、碎石或卵石，较小的放在上层，最下层放粒径8～16毫米的石子，厚100毫米，其上放粒径4～8毫米的石子，厚100毫米，再放上粒径2～4毫米的石子，厚100毫米，最上放粒径1～2毫米的小石子，厚50毫米。垫层总厚度为350毫米。

使用沙滤池时需注意以下几点：

① 滤池建成后应洗净；

② 所垫入沙石料等均应用水洗去泥、细沙粒；

③ 滤池使用时应保持有一定水层，不能使水排完而有空气进入沙层；

④ 滤过速度以不超过0.1~0.2米/小时为宜，可用出水管上阀门调节；

⑤ 使用一定时间后，悬浮物将沙子空隙堵住，滤水速度减慢，此时应将上层沙子或覆盖层取出，洗净后填回滤池中或更换新沙。

采用沙滤池方法如果得法，可去除90%悬浮物，细菌去除率可达70%~95%，放射物质去除率可达60%~70%，沙滤池方法的设备成本低，操作技术简单，缺点是滤水速度慢。

(4)家用沙滤缸技术：适用于各类水质，具有产水量稳定可靠、材料方便易得、无需药剂等优点。

具体操作：用缸或桶作为沙滤容器，桶下部打孔引水，在底部铺数层棕垫，沙层厚度为400毫米左右，沙层上再铺2~3层棕垫，防止倒水时冲击砂层。在滤缸（桶）下放清水容器，以接、盛过滤的清水。

(5)混凝沉淀技术：去除悬浮物和胶体杂质，包括水中悬浮的黏土颗粒以及细菌、病毒、蛋白质、腐殖酸等，使水质得到初步净化。

具体操作：使用固体药剂时，先加水溶解配成2%~5%的溶液，在溶解时先加水进行搅拌，慢慢加料，而后将配成的溶液加入到欲处理的水中；使用液体药剂时一般直接向处理水加药。向处理水中加入一定量的药剂溶液，控制最终浓度在要求范围内（例如，使用聚合硫酸铝铁一般控制最终加药量每吨水20~30克），加药后要快速充分搅拌一分钟左右，然后再缓慢搅拌5~10分钟，静沉1小时后，轻轻取出上层清水使用。

　　一般使用的混凝剂有：硫酸铝、明矾（硫酸铝钾）、硫酸亚铁、三氯化铁、碱式氯化铝等。没有上述混凝剂时，可就地取材，把仙人掌、仙人球、量天尺、木芙蓉、锦葵、马齿苋、刺蓬、榆树、木棉树皮捣烂加入混水中，也有助凝作用。

　　投加量：混凝剂投加量根据原水浑浊度、pH、水温、混凝剂种类等多种因素确定，最好先进行试验以确定适宜投加量。见混凝剂投加量表。

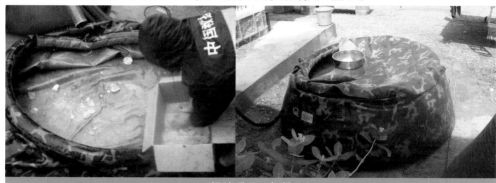

投放明矾—絮凝

混凝剂投加量（毫克/升）表				
原水浊度（度）	明矾	硫酸铝	氯化铁	铝
100	16	14	8	8
200	21	19	11	10
300	27	25	14	13
400	33	32	18	16
500	39	37	20	19
600	45	43	22	22
700	51	49	24	25
800	57	53	26	28
900	63	59	28	31
1000	65	62	31	32
1100	69	63	33	34
1200	73	67	37	36
1300	77	71	42	38
1400	82	76	46	41
1500	85	82	50	42

（6）简易过滤+消毒技术：简易过滤可供野外少量人员使用的简易沙滤技术，适用于水质浑浊、有漂浮异物、蠕虫等不良水质时使用。具有材料方便易得，无须药剂的优点。

消毒技术具体操作：找一个较结实的塑料袋，将底部刺些小眼儿，或者用棉制单手套、手帕、袜子、衣袖、裤腿等，也可用一个可乐瓶或大矿泉水桶，去掉瓶底后倒置，再将瓶盖扎出几个小孔，然后自下向上依次交替填入2~4厘米厚的无土质干净的细沙和木炭粉，共5~7层，压紧按实。将不清洁的水慢慢倒入简易过滤器中，待过滤器下面出水时，即可用盆或水壶将过滤后的干净水收集起来。在收集的水中投加消毒片，每壶水内加入1~2片，摇振1~2分钟，放置20~30分钟后饮用。

（7）沉淀、砂过滤+煮沸技术：适合于居民安置点和单户分散供水。去除粗大漂浮物的水源水经2~3小时沉淀后，取上层水放入沙滤槽过滤，过滤后的水放入铁锅、大壶或烹饪用高压锅内进行10分钟左右煮沸，煮沸后的水即可供饮用。

具体操作：采用粒径0.2~1.0毫米的河沙作为滤沙，沙层厚度1米左右。滤水沙槽可用多个装填沙粒的水桶串联而成，应保证总的沙层厚度在1米左右。当沙层滤水阻力过大时，应将表层砂层取出、清洗后重新填充。沙滤槽过滤效果，即滤后水的浊度，可以通过调整水流在沙滤槽的流速和装填的沙粒直径来进行调整。

灾害后的关注：焦点：食、水防控

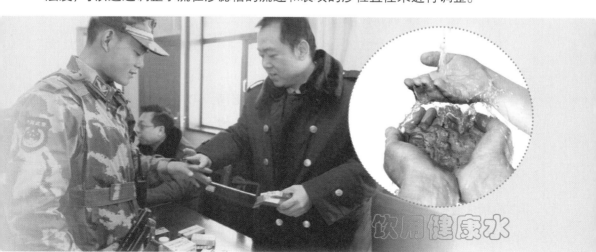

饮用健康水

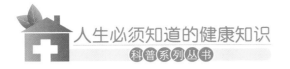

应该掌握的一些灾区水消毒技术

（1）井水消毒技术：采用简易投加的方式，去除水井内的有害细菌、病毒等病原微生物。将漂白粉或漂白粉精倒入简易消毒器中，置于井水中。一个大口水井每次消毒可维持半月左右。

具体方法：可自制消毒器：①取两个空竹筒，用绳连接，下部竹筒内装消毒剂，并钻有数个小孔，投入井中。②用两个空塑料瓶，以绳连接，其中之一装消毒剂并钻数个小孔，投入井中。

药物选择：

漂白粉：又名氯化石灰，白色粉末，有刺激气味。漂白粉含有效氯为25%–28%（一般按25%计）。漂白粉易失效，应存放在阴凉处，严防受潮，最长保存期为6个月。当含量低于15%时就不能用于消毒。使用前应检验有效氯含量。

药剂用量：每吨水可加6~10克，添加时先用少量水将漂白粉溶解调成糊状，再加入水中搅匀，静置澄清30分钟后即可使用。

漂白粉精片：是较纯的次氯酸钙，白色粉末，一般压成片剂，使用方便。有效氯含量可达60%~70%（一般按65%计），保存时间不超过两年。漂白粉精片应保存在密封的容器中，严防受潮分解。使用前应检验有效氯含量。

药剂用量：每50千克水加入一片即可，漂白粉精片需先捣碎，用水调成糊状，然后加水搅拌，静置澄清30分钟后即可使用。

含氯消毒泡腾片：方法与使用漂白粉精片相同，50千克水加一片（约0.65克/片）。

水消毒效果监测：经处理后的水中余氯应不少于0.7毫克/升。

（2）缸水消毒技术：适用于家庭储水缸采用。投药时将所需的漂白粉或碾碎的漂白粉精片放在碗内，加少量冷水搅匀，取漂白粉上清液或漂白粉精片原液倒入水中，用吊桶将井水上下搅动数次，半小时后即可取用。

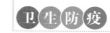

药剂用量：按每100升水计，投加漂白粉精1~2片或0.4~0.8克，或漂白粉1~2克，污染较重的水取高值。投加方法与井水消毒相同，加入消毒剂后用水瓢或干净的专用棒进行搅动，使之与水充分混合，并保证消毒时间不少于半小时。

（3）安全饮用水煮沸消毒技术：在有燃料的地方将水煮沸是有效的灭菌方法，使用前要使水持续沸腾3分钟，可以达到消毒目的。

在灾区怎样让饮用水安全卫生有保证

可就地取材采用化学消毒是一种安全有效的技术。

例如：取用井水或其他非自来水水源水的供水车或水桶，在取水的同时应根据水箱（桶）的容积投入相应量的消毒剂，并保证作用10分钟，余氯含量不低于0.7毫克/升。

选择消毒剂漂白粉时怎样估算用量

据《唐山地震抗震救灾医疗卫生经验资料选编》报道：漂白粉有效率按25%计。不同水源水的所需漂白粉用量大致如下表所示。

常见水源消毒所需漂白粉量			
水源	需氯量（mg/L）	需加漂白粉量（g）	
		1吨水中	1桶水中（25kg）
雨水	1.0	4	0.10
深井水（污染水）	1.0	4	0.10
浅井水（污染较轻）	1.0~1.5	4~6	0.10~0.15
泉水（相当污染）	1.5~2.0	6~8	0.15~0.20
河水（水质浑浊）	2.0~2.5	8~10	0.20~0.25
池塘水（环境好）	2.0~2.5	8~10	0.20~0.25
池塘水（环境差）	2.5~3.0	10~12	0.25~0.30
窖水（污染较轻）	2.0~2.5	8~10	0.20~0.25
窖水（污染较重）	2.5~3.0	10~12	0.25~0.30

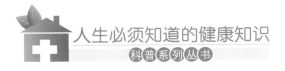

怎样对供水设施进行消毒

（1）在选择的水源和供水设施重新启用前必须清理消毒，检查细菌学指标合格后方能启用。

（2）水井必须进行清淘、冲洗与消毒。先将水井掏干，清除淤泥，用清水冲洗井壁、井底，再掏尽污水。

待水井自然渗水到正常水位后，进行超氯消毒。漂白粉投加量按井水量以25~50毫克/升有效氯计算。浸泡12~24小时后，抽出井水，在待自然渗水到正常水位后，按正常消毒方法消毒，即可投入正常使用。

灾区在现场条件不具备时，饮水水质如何进行检验

在有条件的情况下，应按国家标准方法《生活饮用水标准检验法》（GB 5750-85）检验。在现场条件不具备时可采用简易方法检验。

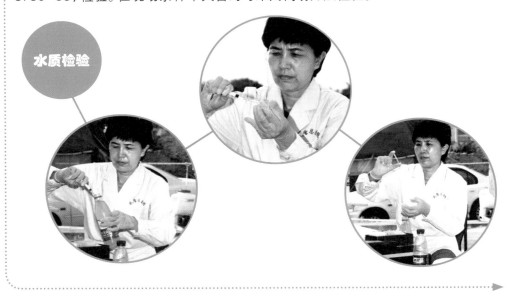

水质检验

（1）消毒剂中有效氯。

称取0.5克漂白粉于10毫升比色管中，加入清洁水至10毫升，强烈振摇1分钟，放置5分钟，取上清液，用吸管吸取38滴滴于白瓷盘中。将此吸管洗净，吸蓝墨水滴于吸取的漂白粉上清液上，边搅拌边滴加蓝墨水，直至出现稳定的蓝绿色为止。消耗蓝墨水的滴数即为该漂白粉中有效氯的百分含量。测定漂白粉精中有效氯的方法相同，只是取样品澄清液19滴，有效氯的百分含量为蓝墨水滴数的两倍。

（2）余氯检验。

取经消毒的水样用市售余氯比色器或余氯测定试剂盒测定，也可以用DPD比色法或邻联甲苯胺比色法。

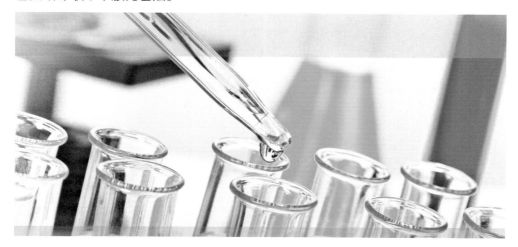

（3）水质检验。

①水源水检验项目：浑浊度、pH、色度、氨氮、需氯量以及其他有关项目。②饮水检验项目：浑浊度、余氯、大肠落群、粪大肠菌、色度、臭味与味以及其他有关项目。其中浑浊度和余氯两项目每日每批处理水测定，以便指导水处理措施的进行。

（本章编者：曹 力 刘海峰 胡利斌 张雪梅）

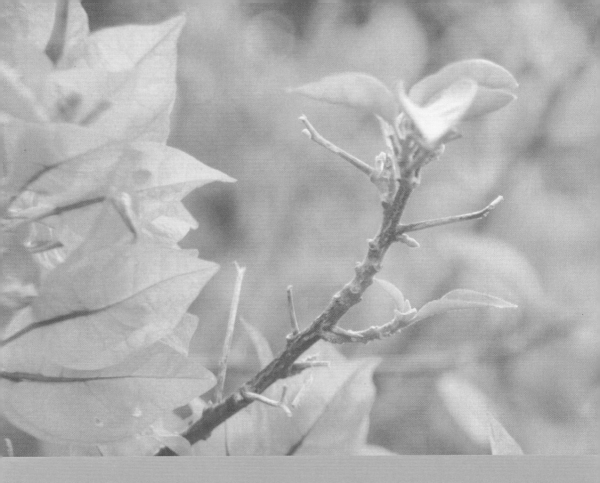

ZAIHAIHOU DE JITI FANGYU
——MIANYI JIEZHONG

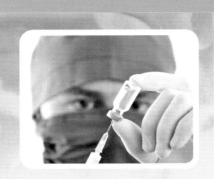
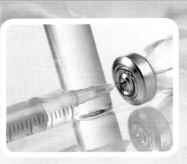
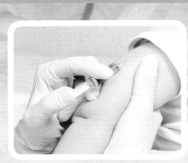

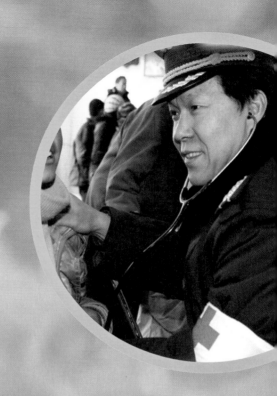
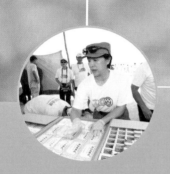

灾害后的机体防御
——免疫接种

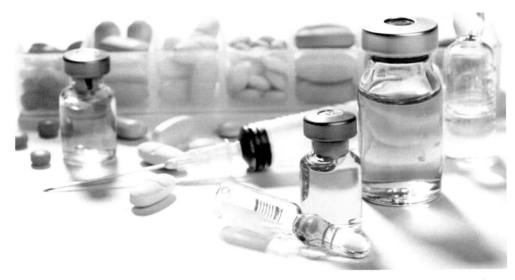

常用预防接种生物制品的品种、用法、用量有哪些，其注意事项是什么

常用预防接种生物制品的品种、用法、用量和注意事项				
制品名称	接种对象	接种方法及次数	免疫期	注意事项
麻疹（减毒）活疫苗	8个月以上未患过麻疹者	三角肌外测皮下注射，儿童或成人注射量均为0.2毫升，注射1次	5年以上	①发热，患急性传染病，急性中耳炎，活动性结核和有严重过敏史者禁用；②1个月内注射过丙种球蛋白者不宜接种；③瓶盖开启后1小时内用完
脊髓灰质炎活菌疫苗糖丸	主要用于2月至7岁的儿童	按Ⅰ型（红）→Ⅲ型（绿）→Ⅱ型（黄）顺序服用，每服间隔1个月。也可先服Ⅰ型，1月后同服Ⅱ、Ⅲ型。地二、三年以同法各服1次	3～5年	①发热，严重佝偻病，活动性结核或其他严重疾病，以及近1周每日腹泻4次者禁用；②服用时间在冬春季，服时将糖丸咬碎，或溶化后凉开水送下，禁用热水，以免失效；③糖丸于20～22℃保存7天，在4～8℃可保存5个月，在−20～−15℃可保存1年。

续　表

制品名称	接种对象	接种方法及次数	免疫期	注意事项
流感疫苗	15岁以上健康人	喷雾吸入法，每人0.5毫升	6～10个月	患急、慢性呼吸道疾病，活动性结核，心脏病，发热患者以及过敏体质者，孕妇等均禁用
流行性乙型脑炎疫苗	儿童为主	在三角肌皮下注射，第一年2次，间隔7～10天，第二年开始，每年注射1次。1～6岁每次0.5毫升。7～14岁1毫升，15岁以上2毫升，在流行区6个月～1岁幼儿每次注射0.25毫升	1年	①严重慢性病，发热和急性病者禁用；②如疫苗附有无色亚硫酸氢钠液，于临用前每5毫升疫苗中加入亚硫酸氢钠液0.1毫升
流行性斑疹伤寒疫苗（立克次苗）	受到斑疹威胁的人员，不受年龄限制	上臂外侧皮下注射，3次，间隔5～10天注射一次，第一次0.5毫升，第二、三次各1毫升。第二年注射2次，第一次0.5毫升，第二次1毫升。儿童减量1/5～2/5		①患急性病，发热和有显著症状的肾炎，糖尿病，结核病，心脏病，支气管哮喘患者，过敏性体质及孕妇均禁用；②部分人有轻度反应，如发热和局部红肿等均可自行消失
狂犬病疫苗	被狂犬、狂猫咬伤或抓伤者	在腹部或肩胛下缘皮下注射。①接种针次：于第0（注射当天）、3、7、14、28天各接种1个剂量（儿童用量相同）。②接种剂量：狂犬病疫苗不分体重和年龄，每次接种1个剂量。③接种时间：一般情况下暴露后预防必须严格按照"0、3、7、14、28天"的全程序接种	半年	①注射期间不可饮酒、喝浓茶及吃有刺激性的食物，不要过冷过热或过度疲劳；②注意异常反应，如变态反应性脑脊髓膜炎；③如诊断确实，要早接种，已发病者接种无效

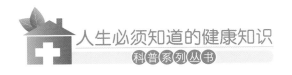

续 表

制品名称	接种对象	接种方法及次数	免疫期	注意事项
森林脑炎疫苗	在森林脑炎自然疫源地森林生活、工作,有机会受到媒介昆虫叮咬者	在三角肌皮下注射,第一年2次,每次间隔7～10天,以后每年注射次1次。接种量:第1次,2～6岁0.5毫升,7～10岁1毫升,11～15岁1.5毫升,16岁以上2毫升。以后每次注射,16岁以上者3毫升,其他年龄的接种量与第一次相同	1年	①发热,急性传染病和严重慢性疾患者,精神系统疾病,过敏性疾病及过敏史的患者和孕妇禁用;②注射24小时少数人可出现反应,多数可自行恢复
流行性腮腺炎活疫苗	未患过本病的接触者	以喷鼻法接种,用生理盐水将疫苗稀释5倍,用无菌喉头喷雾器喷入双侧鼻孔。事先计算出0.25毫升应喷的次数,每侧鼻孔喷半量		①严重慢性病,发热,对鸡蛋过敏、急性疾病患者及孕妇禁用;②本品只能喷雾,不得注射;③疫苗稀释后4小时用完,过时不得使用
流行性脑脊髓膜炎菌苗(流脑死菌苗)	6个月至15岁儿童,必要时成人可注射。	摇匀后,三角肌外侧皮下注射。用法及用量按说明书(如吸附流脑菌苗,6个月至15岁儿童注射2次,每次0.5毫升,间隔3～4周,以后每年可加强注射1次,0.5毫升)	1年	癫痫,痉挛,发热,急性传染病,心肾病,活动性结核病,荨麻疹和哮喘患者禁用
百日咳菌苗	6个月至6岁婴幼儿	三角肌皮下注射,第一年注射3次。第1次0.5毫升,第2、3次均为1毫升,10～4周。以后每1～2年注射1毫升	1～3年	①1年的3次注射,必须注完全程方有效;②发热,急性疾病,过敏体质,及有脑炎、癫痫、小儿麻痹病史者禁用;③婴幼儿注射后易感染流行性乙型脑炎和小儿麻痹症,故在这两种疾病流行期间勿注射本品

续 表

制品名称	接种对象	接种方法及次数	免疫期	注意事项
百日咳菌苗、白喉类毒素混合制剂(百白)	3个月至6岁	最好于出生6个月进行2～3年第1次注射0.5毫升，第2、3次各1毫升，间隔4～6周，到2岁时注射1毫升，4～5岁时再注射1毫升		注意事项与百日咳菌苗相同
吸附百日咳菌苗、白喉类毒素、破伤风类毒素混合制剂(百白破)	3个月至6岁	最好于出生6个月进行第1次注射，第1次0.5毫升，第2、3次1毫升，间隔4～6周，到2岁时注射1毫升，4～5岁时再注射1毫升	2～3年	注意事项与百日咳菌苗相同
伤寒、副伤寒甲乙菌苗（三联菌苗）	2～59岁	三角肌外侧皮下注射，第1年3次，间隔7～10天，以后每年1次。第1次1～6岁0.2毫升，7～14岁0.5毫升。以后各次，1～6岁0.3毫升，15岁以上1毫升	1年	①严重心肾疾病，高血压，活动性结核病，发热患者和孕妇禁用；②如为五联菌苗，除注射间隔为4周外，其他与三联菌苗相同
冻干布氏菌活菌苗	牧区接触牲畜及制革等行业人员，但5岁以下和60岁以上不必注射	三角肌中部划痕，每10人份菌苗加0.5毫升生理盐水溶解摇匀，儿童滴1滴，划痕长1～1.5厘米，成"井"字；成人2滴，划两个"井"字，间隔2～3厘米；复种者用1滴，划1个"井"字	1年	①本品专供皮上划痕用，严禁注射；②严重肾脏病，活动性结核，心脏代偿功能不全，过敏体质，发热，急性传染病患者，以及孕妇、哺乳期妇女均禁用

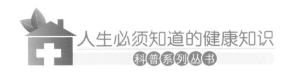
续　表

制品名称	接种对象	接种方法及次数	免疫期	注意事项
冻干皮上划痕用鼠疫活菌苗	拟进入疫区者，从事鼠疫防治和研究的人员	①进入疫区前一周应急接种1次。需要时每年接种1～2次。②每10人份菌苗加0.5毫升生理盐水溶解摇匀。三角肌中部皮肤划痕，划痕长1～1.5厘米，成"井"字，待酒精干后每人0.05毫升菌液，分3处，间隔2～3厘米滴在皮肤上	0.5年	①严重疾病和免疫缺陷征患者，用免疫抑制剂治疗者，孕妇，哺乳期前6个月禁用。②一般反应轻微，不需特殊处理。③接种后24小时后，局部应出现浸润，如无任何反应者应重种。④本菌苗仅供划痕用，严禁注射。⑤菌苗溶解后应在3小时内用完，用不完者消毒后废弃。⑥对腺鼠疫有较好防护力，对肺鼠疫不能保护
炭疽活菌苗	牧区、制革、屠宰、兽医等人员	三角肌处消毒后，滴菌苗2滴，以针通过菌苗划痕1～1.5厘米的"井"字，用针涂抹数次	1年	急性淋巴结炎，严重皮肤病及活动性结核患者禁用
钩端螺旋体菌苗	流行区在水田或从事地区工作的人员	三角肌处做皮下注射。第1年2次，间隔7～10天，以后每年1次。第1次2～6岁0.25毫升。7～14岁0.5毫升，15岁以上1毫升	约1年	①心肾严重疾病，肺结核，发热患者及经期、孕妇均禁用；②接种应在农忙季节前1个月进行

续 表

制品名称	接种对象	接种方法及次数	免疫期	注意事项
卡介苗（结核活菌苗）	新生儿和结核菌素试验阴性的儿童	划痕法，剂量为1滴（每毫升含菌50～75毫克）。皮内注射，0.1毫升（每毫升含菌0.5～0.75毫克）	2～4年	新生儿体温超过37.5℃者、体重低于2.5千克者，顽固性呕吐，显著消化不良，脓性皮炎，全身性湿疹，流感等患者禁用
吸附精制白喉类毒素	6个月至12岁儿童，8岁以上儿童和成人只用于锡克反应阳性者	三角肌处皮下注射2次，间隔4～8周，每次0.5毫升，1年后再注射1次	约3年	①发热，急性传染病，心、肝、肾病，活动性结核，血清病，皮肤病，神经系统疾病后遗症患者及过敏体质者禁用；②皮内接种结核活菌苗的婴儿，4周内不得在同一臂接种本品
风疹疫苗（减毒活疫苗）	少女、育龄妇女	上臂三角肌处皮下注射0.5毫升	10年以上	①孕妇，发热和严重疾病患者，正在进行放疗和用免疫抑制剂、抗代谢药物治疗者，神经系统疾患和精神病患者及有既往史者，过敏体质者禁用。②冻干的疏松体变成红色或溶解不好者不可使用。③育龄妇女注射本疫苗后的3个月内应避免受孕。输血或注射免疫球蛋白者应隔6周以后方可接种

灾害后的机体免疫防御接种

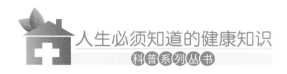
续 表

制品名称	接种对象	接种方法及次数	免疫期	注意事项
精制吸附破伤风类毒素	新兵，参战、施工前1个月，受伤后尽早，孕妇分娩前1个月等受破伤风威胁的人员	① 全程免疫为3针：第1、2针间隔4～8周，半年至1年后再加强注射1针。② 伤员：一侧上支注射破伤风类毒素，15分钟后另一侧上肢注射破伤风抗毒素	1年，约3年	①发热、急性传染病，心、肝、肾病患者，活动性结核患者；有过敏史者，特别是注射破伤风抗毒素发生过神经系统反应者禁用。②注射后可有一过性局部肿痛、发热、头痛等，一般不需处理。偶发休克，对症急救。③免疫后超过3年者，应做1次加强注射
精制破伤风抗毒素	有发生破伤风危险的人	① 预防：1次皮下或肌内注射1500～3000IU，儿童与成人用量相同；伤势严重者可增加用量1～2倍。经5～6日，如破伤风感染危险未消除，应重复注射。② 治疗：第1次肌内或静脉注射50000～200000IU，儿童与成人用量相同；以后视病情决定注射剂量与间隔时间，同时还可以将适量的抗毒素注射于伤口周围的组织中。初生儿破伤风，24小时内分次肌内或静脉注射20000～100000IU。	约3周	①注射前必须做皮试，过敏试验阴性可注射；②如过敏试验阳性，而又必须注射时，必须采取脱敏注射法；③重症静注时，如有严重反应，可改为肌注；④如病情很轻，每日肌注1单位即可；⑤采取静脉注射时，注入速度必须缓慢

续 表

制品名称	接种对象	接种方法及次数	免疫期	注意事项
精制白喉抗素	白喉患者密切接触者，已出现白喉临床症状的患者	①预防：每次肌注1000～2000单位，免疫力维持20天左右。如联合应用，可延长免疫时间，即本品1000～2000单位、类毒素0.5毫升，分两处同时皮下注射，1个月后再注射类毒素0.5毫升。②治疗：肌注1万～4万单位	约28天	①用前必须做过敏试验，阳性反应看用脱敏注射法；②干燥品用蒸馏水按瓶签规定量溶解稀释
多价精制气性坏疽抗毒素	严重外伤认为有发生气性坏疽的威胁或不能及时实施外科手术处置者	①预防：每次肌注1万单位，必要时5～10天再注射1次；②治疗：每次肌注3万～5万单位，必要时每隔4～6小时反复注射，至病情好转为止	约3周	①用前必须做过敏试验，阳性反应者用脱敏注射法；②本品在治疗中仅为辅助剂，必须与其他药物及疗法紧密配合；③在紧急情况下也可静注或静滴，每次用量3万～5万单位
精制狂犬病血清	被狗咬伤后	肌注，用量0.5毫升/千克，成人一般为25～30毫升，在3天内分次注射。受伤部位周围可做浸润注射，同时注射狂犬疫苗	约3周	①用前必须做过敏试验，阳性反应者用脱敏注射法；②干燥品用蒸馏水按瓶签规定量溶解稀释

127

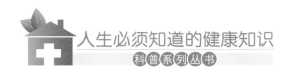
续 表

制品名称	接种对象	接种方法及次数	免疫期	注意事项
精制肉毒抗毒素	中毒者或有可疑中毒者	① 预防：肌注 1000～2000单位；②治疗：肌注 1万～2万单位。如未确定毒素型别，可同时使用2个或3个型的抗毒素		用前必须做过敏试验，阳性反应者禁用或用脱敏法注射法
黄热病疫苗	可能到非洲、南美洲等疫区和解除黄热病毒的实验室的人	出发前24小时至1周，皮下注射0.5毫升，老幼剂量相同	6年	①发热、急性病患者，严重心、肝等慢性病患者，孕妇，有过敏史者禁用，特别是对鸡蛋过敏者禁用。②极少数接种后8～12小时出现轻度发热或局部红肿，不需处理，可自愈
乙型肝炎疫苗	HBsAg阳性母亲的新生儿，乙型肝炎病毒易感者	注射部位为三角肌。全程接种共3针，按照0、1、6个月治疗，即接种第1针疫苗后，间隔1及6个月注射第2及第3针。	3～5年	①发热、肝炎、严重疾病患者，有过敏史者禁用。②少数有反应：局部发红、硬结，稍有压痛；低热，偶有头痛，1～2天后自行消退，不需处理。③本品有基因工程疫苗及血源疫苗两种，用量按说明书

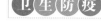
预防接种有什么反应及其处理原则

按接种反应的原因分为一般反应和异常反应两种。

一般反应不需特殊医学处理,异常反应要根据情况分别处理。

异常反应都有哪些原因,处理措施是什么

异常反应要根据情况分别处理,见"预防接种常见的异常反应及其处理"表。

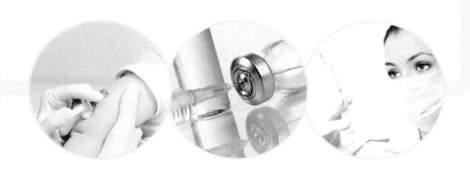

预防接种常见的异常反应及其处理		
异常反应	原因与症状	处理措施
1.加重反应	反应性质与一般反应相同,但程度较重,或发生人数较多	对症处理
2.局部化脓	①操作不当或消毒不严引起感染化脓;②制品中含有吸附剂,造成局部组织坏死,引发无菌性脓肿	区别处理化脓性炎症或无菌性脓肿:①化脓性炎症抗感染,必要时切开引流;②无菌性脓肿不宜切开

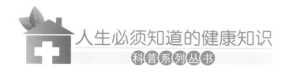

续　表

异常反应	原因与症状	处理措施
3.晕厥	注射时或注射后数分钟内发生；①轻者只是心慌、无力、胃纳不适或轻度恶心，手足麻木等；②稍重者，脸色苍白、心跳加快、出汗、手足冰冷；③重者突然失去知觉。呼吸减慢、瞳孔散大	一般无须特殊处理，卧床休息即可。平躺为头低位有利恢复。
4.过敏性休克	接种时或数分钟后发生：①轻者面色苍白、青紫、出虚汗、烦躁不安、心悸、喉头阻塞、呼吸困难；②重者心跳减慢、血压下降、脉搏细弱，继而出现抽搐、昏迷等中枢神经系统症状	①低头位平卧，保温；②皮下注射1/1000的肾上腺素0.5～1.0毫升；③使用抗组胺药物；④对症抗休克
5.过敏性皮疹	一般在接种后数小时或数日内发生多种类型的皮疹，以荨麻疹最为常见，消退后不留痕迹	给予抗组胺药物
6.血清过敏反应	①血清过敏性休克。少见，但严重；②即时发热反应。注射后20～40分钟发生，寒战及高热，持续30分钟后减退；③加速热反应。表现同②，但在注射后4～6天出现；④血清病。多在注射后7～14天发生。发热、皮疹、肌肉及关节疼、淋巴结及脾肿大、血管神经性水肿等；⑤变态反应性脑脊髓炎。罕见。注射后1周至1个月时发生，一般为10天。起病突然，症状开始时同④，手足发麻，感觉逐渐迟钝，行动不便；⑥阿瑟(Arthus)反应。局部组织变硬并明显红肿，一般持续3～4天，不留痕迹	①低头位平卧，保温；②皮下注射1/1000的肾上腺素0.5～1.0毫升；③对症处理，抗组胺药物如异丙嗪25～50毫克肌注；④对症处理、用抗组胺药物；⑤对症处理，口服抗组胺药物至疹退；⑥对症处理；轻者不需处理，重者脱敏治疗

摘自：杨大峥主编. 最新公共卫生手册. 天津：天津科学技术出版社，1995

通常预防接种处理原则有哪些

（1）接种后局部红、肿、热、硬结在直径不超过2.5厘米或体温不超过37.5℃时，无须处理；局部硬结直径在2.5厘米以上，体温37.6℃以上的中、重度反应，应当对症处理；接种部位发生脓肿、蜂窝织炎、丹毒时，必须送上一级医疗卫生机构诊治。

（2）当发生与制品或个体体质有一定联系的明显临床症状和体征的异常反应时，必须积极处理。但如接种对象接种时正处于某种疾病的潜伏期或前驱期，接种后偶然发病者，或者接种对象患有某种慢性病但临床症状不明显，在未主动提供病史的情况下，接种后诱发原有疾病急性发作、复发或病情加重者，不属于接种异常反应；按照发作病种进行处理。

（3）接种过程中因工作人员过失或预防接种制品质量等原因，导致接种对象出现异常反应或接种事故的，应当积极救治。但由于接种对象免疫缺陷、过敏等体质原因而出现的异常反应，不属于接种事故。

（4）在一次预防接种过程中，局部硬结直径超过5厘米、体温超过38.6℃的重反应超过5%，或有异常反应、发生接种事故时，卫生人员在积极处理的同时，还要立即报告上级卫生部门。

发现预防用生物制品有质量问题
需报告吗

当发现预防用生物制品有质量问题时，应当通知生产单位，并按有关规定上报处理。

送检生物制品数量要求：一般疫苗及类毒素，每瓶20毫升以上者4瓶，5~10毫升者8瓶，5毫升以下者16瓶，其他包装的干燥制品8瓶。

（本章编者：曹 力 彭碧波 王 藩 李 彦 刘晓军）

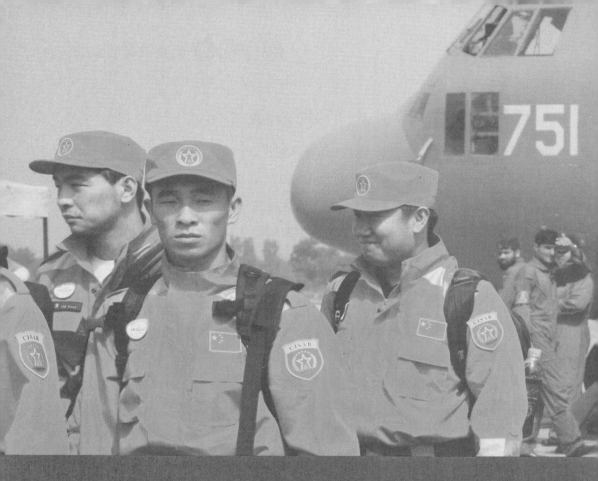

ZAIHAIHOU DE FANGHU FABAO
——JIBEN JISHU

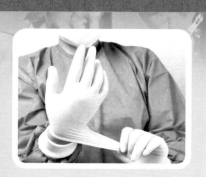
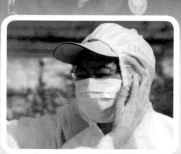
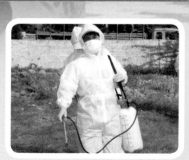

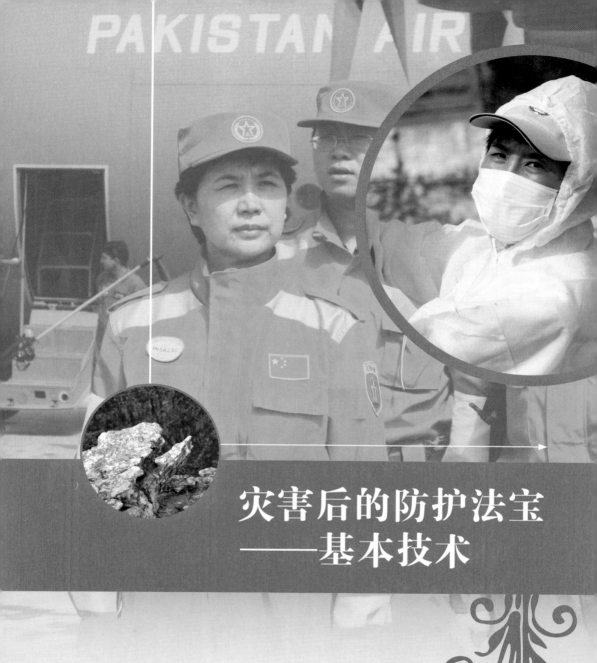

PAKISTAN AIR

灾害后的防护法宝
——基本技术

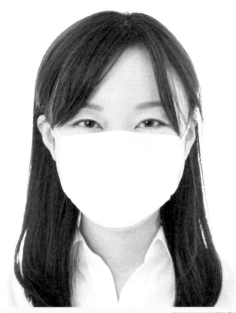

个人防护用品主要有哪些

个人防护用品包括：口罩、手套、医用帽子、护目镜、防护面罩、防水围裙、隔离衣、防护服、鞋套或胶鞋等。

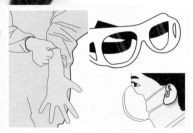

常用口罩的佩戴方法与摘除方法有具体要求吗

医用外科口罩的佩戴方法：

（1）将口罩有颜色的面向外，罩住鼻、口及下巴，口罩下方带系于颈后,上方带系于头顶中部。

（2）将双手指尖放在鼻夹金属条上，从中间位置开始，用手指向内按压，并逐步向两侧移动，根据鼻梁形状塑造鼻夹。

（3）调整系带的松紧度。

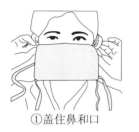
①盖住鼻和口

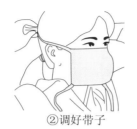
②调好带子

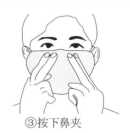
③按下鼻夹

医用防护口罩的佩戴方法：

（1）一手托住防护口罩，有鼻夹的一面背向外。

（2）将防护口罩罩住鼻、口及下巴，鼻夹部位向上紧贴面部。

（3）用另一只手将下方系带拉过头顶，放在颈后双耳下。

（4）再将上方系带拉至头顶中部。

（5）将双手指尖放在金属鼻夹上，从中间位置开始，用手指向内按鼻夹，并分别向两侧移动和按压，根据鼻梁的形状塑造鼻夹。

口罩的摘除方法：

（1）不要接触口罩前面（污染面）。

（2）先解开下面的系带，再解开上面的系带。

（3）用手仅捏住口罩的系带丢至医疗废物容器内。

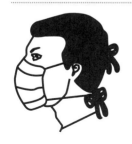
①不接触前面

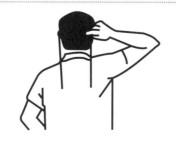
②先解下面的带子

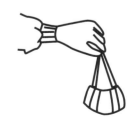
③丢弃

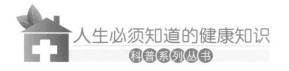

N95防护口罩正确佩戴法示意图

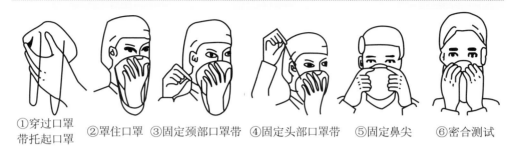

①穿过口罩
带托起口罩　②罩住口罩　③固定颈部口罩带　④固定头部口罩带　⑤固定鼻尖　⑥密合测试

护目镜或防护面罩正确佩戴
与摘除的方法

（1）佩戴护目镜或防护面罩的方法：戴上护目镜或防护面罩，调节舒适度。

（2）摘除护目镜或面罩的方法：捏住靠近头部或耳朵的一边摘掉，放入回收或医疗废物容器内。

无菌手套的正确戴脱方法

（1）戴无菌手套的方法：①打开手套包，一手掀起口袋的开口处；②另一手捏住手套翻折的部分（手套内面）取出手套，对准五指戴上；③掀起另一只袋口，以戴着无菌手套的手指插入另一只手套的翻边内面，将手套戴好；④然后将手套的翻转处套在工作衣袖外面。

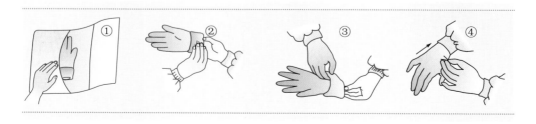

（2）脱无菌手套的方法：用戴着手套的手捏住另一只手套污染面的边缘将手套脱下；戴着手套的手握住脱下的手套，用脱下手套的手捏住另一只手套清洁面（内面）的边缘，将手套脱下；用手捏住手套的里面丢至医疗废物容器内。

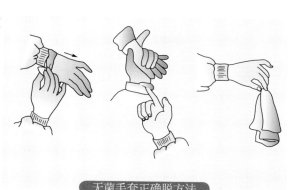

无菌手套正确脱方法

防护服的正确穿脱方法

（1）穿防护服（联体或分体防护服），应遵循先穿下衣，再穿上衣，然后戴好帽子，最后拉上拉锁的顺序。

穿防护服示意图

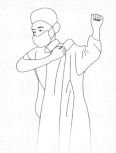

1.右手持衣领左手伸袖内露出手后右手将衣领向上拉

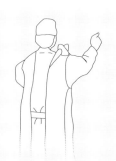

2.左手持衣领右手伸袖内露出手双手将袖抖上

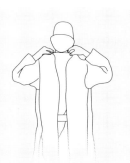

3.两手由领中央顺边缘向后将颈后带系好

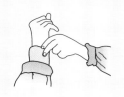

4.扎好袖口

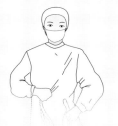

5.将防护服一边（约腰下5厘米）渐向前拉见到边缘捏住

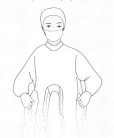

6.同法捏住另侧边缘

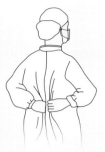 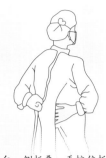 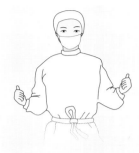

7.双手在背后将衣边
对齐

8.向一侧折叠一手按住折叠处
一手将腰带拉至背后折叠处

9.将腰带在背后交叉回
到前面将带系好

（2）脱防护服

①脱分体防护服时应先将拉链拉开。向上提拉帽子，使帽子脱离头部。脱袖子、上衣，将污染面向里放入医疗废物袋。脱下衣，由上向下边脱边卷，污染面向里，脱下后置于医疗废物袋。

②脱联体防护服时，先将拉链拉到底。向上提拉帽子，使帽子脱离头部，脱袖子；由上向下边脱边卷 污染面向里直至全部脱下后放入医疗废物袋内。

脱防护服示意图

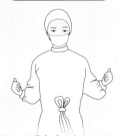 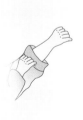 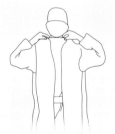 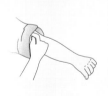

1.解开腰带在前面打一活结

2.解开两侧袖带袖带塞入
袖衬内暴露双手手消毒

3.解开颈后带

4.右手伸入左手碗部袖
内褪下袖子过手

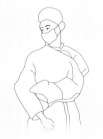 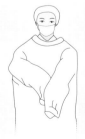

5.用遮盖的左手
褪住右手防护服
袖子的外面将右
袖子褪下

6.双手交替渐从袖
内退出脱下后将污
染面向里放入污衣
袋内，消毒清洗后
备用

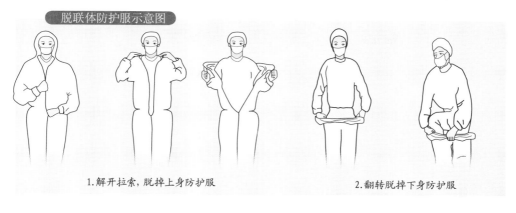

脱联体防护服示意图

1.解开拉索,脱掉上身防护服　　　　　　2.翻转脱掉下身防护服

穿防护用品应遵循的基本程序

（1）从清洁区进入潜在污染区：洗手→戴帽子→戴医用防护口罩→穿工作衣裤→换工作鞋后→进入潜在污染区。手部皮肤破损的戴乳胶手套。

（2）从潜在污染区进入污染区：穿隔离衣或防护服→戴护目镜/防护面罩→戴手套→穿鞋套→进入污染区。

脱防护用品应遵循的基本程序

（1）医务人员离开污染区进入潜在污染区前：摘手套、消毒双手→摘护目镜/防护面罩→脱隔离衣或防护服→脱鞋套→洗手和/或手消毒→进入潜在污染区，洗手或手消毒。用后物品分别放置于专用污物容器内。

（2）从潜在污染区进入清洁区前：洗手和/或手消毒→脱工作服→摘医用防护口罩→摘帽子→洗手和/或手消毒后，进入清洁区。

（3）沐浴、更衣→离开清洁区。

（本章编者：曹 力 ）

ZAIHAIHOU YINGDUI CHANGSHI
——SHOUWEISHENG FABAO

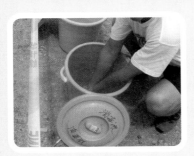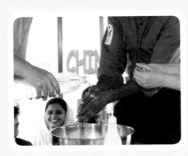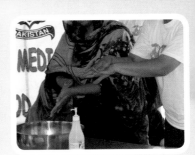

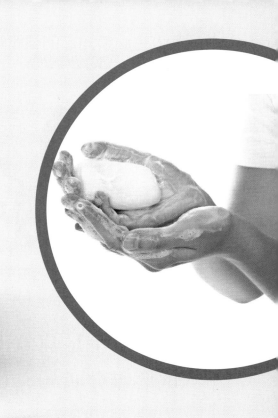

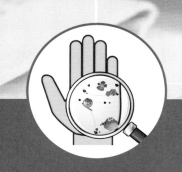

灾害后应对常识
——手卫生法宝

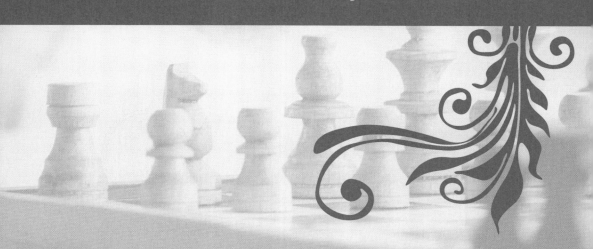

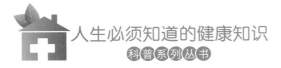
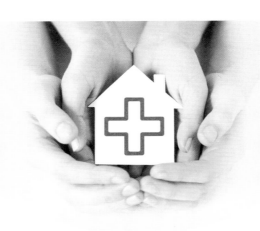

您知道手是病菌传播疾病的 重要媒介吗

日常生活中，就是双手与物品接触的机会最大，有实验表明，人的一只手上大约黏附40多万个细菌，而人在一小时内会至少三次用手碰自己的鼻子、眼睛、嘴巴等部位，都可能为病原传播创造机会。

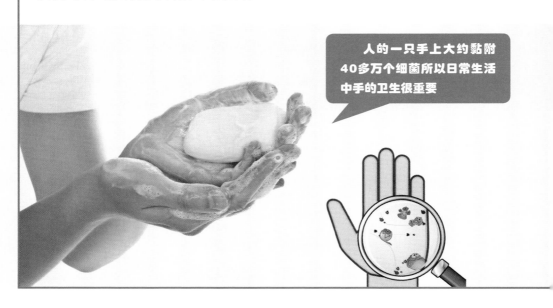

人的一只手上大约黏附40多万个细菌所以日常生活中手的卫生很重要

做好手部清洁
是防止传染病流行的重要手段

　　绝大多数传染病可通过污染的手传播，预防呼吸道传染病除了要严防呼吸道传播，尤其更要注意手的清洁和消毒。以甲型H1N1流感病毒为例，病毒通过患者喷出的飞沫散播到空气中，可以黏附在物体上，存活较长时间，通过手造成传播。

在灾区洗手是防止疾病传播的重要环节

　　在灾区或疫区勤洗手是最好的防护传染病的重要措施之一，每天应用肥皂和清水清洗双手几次，尽量避免用手接触眼睛、鼻子或嘴巴。使用公共厕所时要注意用水龙头冲洗后，再使用一次性的干净纸巾。临时办公室环境要注意保持使用物品的清洁卫生，如门把手、电话、电脑、灯的开关等公共卫生。

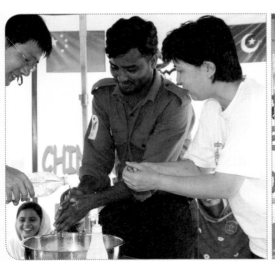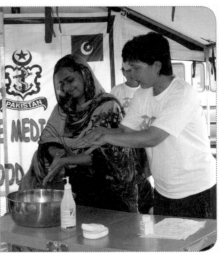

深入灾区为灾民讲解如何正确洗手以防止疾病传播

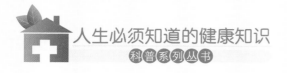

洗手六步法的正确要点及具体操作步骤

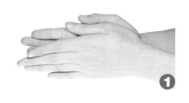

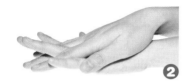

第一步：掌心相对，手指并拢相互搓擦；

第二步：手心对手背沿指缝相互搓擦，交换进行；

第三步：掌心相对，双手交叉沿指缝相互搓擦；

第四步：一手握另一手大拇指旋转搓擦，交换进行；

第五步：弯曲各手指关节，在另一手掌心旋转搓擦，交换进行；

第六步：搓洗手腕，交换进行。

请对照图示学好六步洗手法的每一步。

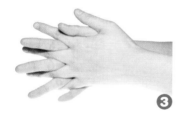

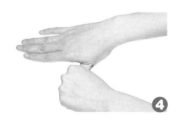

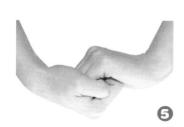

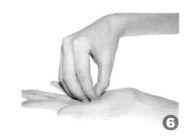

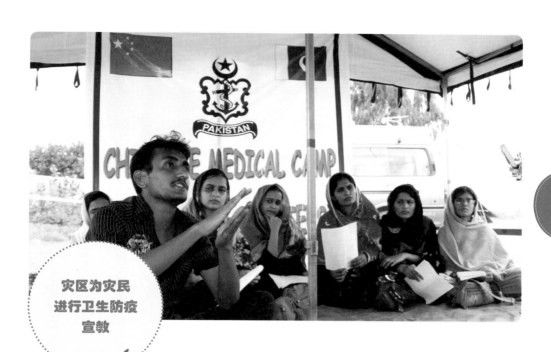

灾区为灾民
进行卫生防疫
宣教

专家提示您：

（1）切记不用手，尤其是脏手揉眼睛；

（2）注意手部清洁，毛巾、脸盆、手帕应各人单用；

（3）如果不得不与传染病患者共用脸盆，则应让健康人先用，患者后用，用完以肥皂将脸盆洗净，并进行消毒处理。

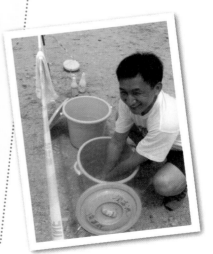

（本章编者：曹 力 郑 娇 吴 敏）

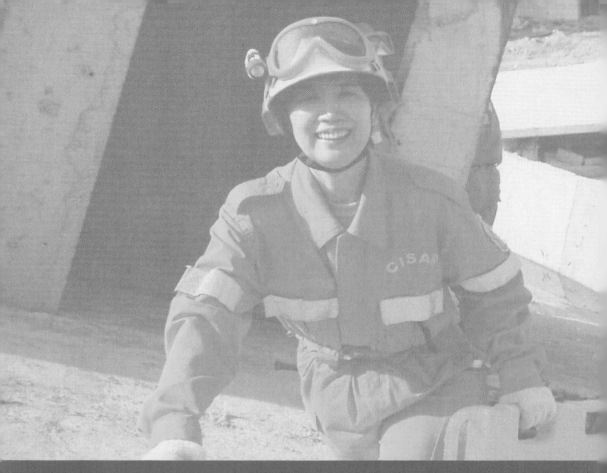

CHANGJIAN ZAIHAIHOU
YINGDUI CISHENGZAINAN
——KEXUE SHENGCUN

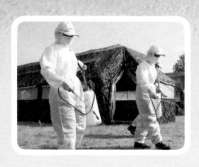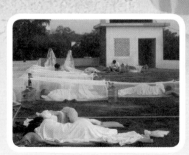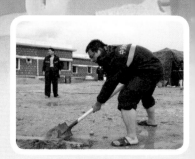

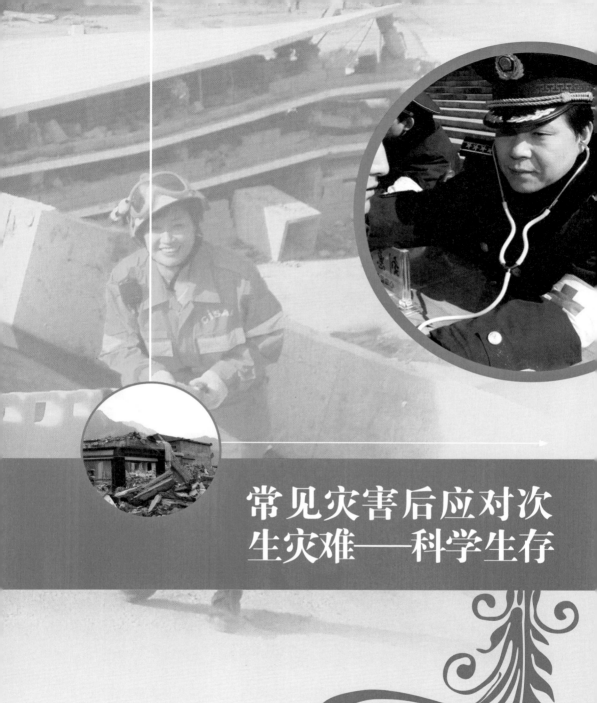

常见灾害后应对次生灾难——科学生存

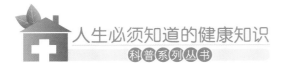

 远离地震高危情境
"救招"提示您

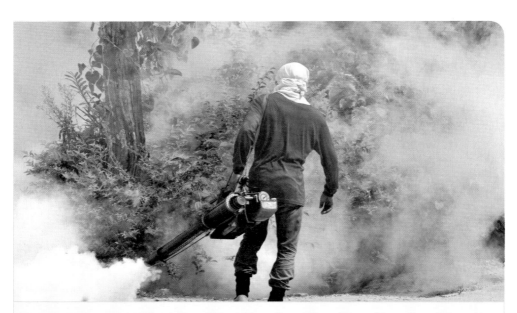

为什么要大力杀灭蚊蝇

　　震后由于厕所、粪池被震坏，下水管道断裂，污水溢出以及尸体腐烂，加之卫生防疫管理工作一时瘫痪，可能形成大量蚊蝇滋生地，在短时内蚊蝇大量繁殖，威胁群众安全，必须采取一切有效措施，大力杀灭蚊蝇。

尸体处理中如何做好卫生防护工作

地震后，暴露散落的人畜尸体很快腐烂，散发尸臭，污染环境，对灾区人民的身心健康是一种严重威胁。处理尸体是抗震救灾的当务之急。为保障处理尸体工作的安全，必须做好卫生防护工作。

（1）尸体的消毒、除臭。尸体挖埋作业小组要配备消毒人员。消毒人员要紧跟作业人员边挖边喷洒高浓度漂白粉、三合二乳剂或除臭剂。将尸体移开后，对现场要再次喷洒除臭。要将尸体用衣服、被褥包严，装入塑料袋内将口扎紧，防止尸臭逸散，并尽快装车运走。要先在运尸车厢底部垫一层砂土，或垫塑料布，防止尸液污染车厢。要有计划地选择远离（5千米）城镇和水源的地点深埋。在农村，要使用指定的牛车、架子车等。

（2）挖掘、搬运和掩埋尸体作业人员，要合理分组，采取多组轮换作业，防止过度疲劳，缩短接触尸臭时间。

（3）尸体挖埋作业人员要戴防毒口罩，穿工作服，扎橡皮围裙，戴厚橡皮手套，穿高腰胶靴，扎紧裤脚、袖口，防止吸入尸臭中毒和尸液刺激损伤皮肤。

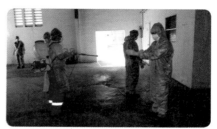
尸体处理前工作人员要进行严格洗消

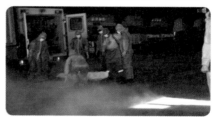

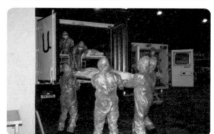

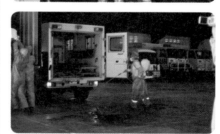

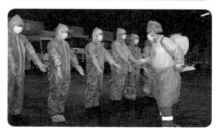
尸体处理后工作人员要进行严格洗消

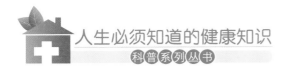

（4）挖埋尸体人员作业完毕，先在距生活区50米左右的消毒站脱下工作服、围裙和胶靴，由消毒人员消毒除臭，把橡皮手套放入消毒缸内浸泡消毒。双手用3%来苏液浸泡消毒，再用酒精棉球擦手，最后用清水、肥皂洗净，有条件时淋浴或擦澡。进宿舍后换穿清洁衣服。对运尸车和挖埋尸体工具，要停放在消毒站，由消毒人员用高浓度漂白粉精、三合二乳剂或除臭剂消毒除臭。

（5）要把开水送到作业人员口中，防止污染饮用水和水碗。挖埋作业人员应在特设的临时食堂就餐。

临时环境卫生应如何管理

震后管好粪便是群众生活中的突出问题。卫生防疫人员要指导居民选择合适地点，利用就便材料，建应急公共厕所，要求做到坑深（1.5米深）、口窄（0.5米宽）、加盖，四周挖排水沟，外围草帘。建临时垃圾坑及污水坑。要定期喷洒杀虫剂。发动群众建立震区卫生公约，并教育群众自觉遵守。

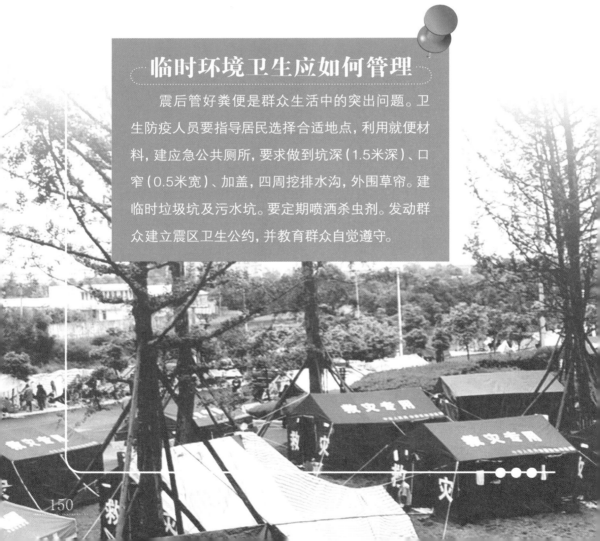

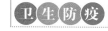

灾后炎热季节如何做好防暑

炎热夏季居民需在防震棚上遮荫,加强棚内空气对流,中午在防震棚周围洒水降温等,预防中暑。

露宿时应注意哪些事项

发生地震后,许多房屋不再安全,或者房屋内无法住人,人们万不得已唯有在外露宿。在露宿时,我们应该尽力利用我们身边有限的资源,确保健康。

(1)露宿:晚上凉风会吹起地面上的尘土,被席地而睡的露宿者不知不觉地吸入口腔和肺部。睡眠中人体各器官活动减弱,免疫机能降低,尘土和空气中的细菌、病毒乘虚而入,会引起咽炎、扁桃体炎、气管炎或发生面神经麻痹等。同样遭到夜间"贼风"侵袭,易引发头晕、头痛,还有腹痛、腹泻,四肢酸痛、周身不适。

(2)凉席、塑料布简易安置:夜间凉风与地表湿气向上蒸腾的合力,常常会诱发风湿性关节炎、类风湿病等。

(3)皮肤暴露露宿者:裸露在外的皮肤,会被蛇、蝎、蜈蚣叮咬伤害,同时其还可能把疟疾、丝虫病、流行性乙型脑炎、乙型肝炎的病原体传给被叮咬者。如被毒蛇咬伤,应立即用绳带在伤口上方缚扎,阻止毒素扩散,并尽快送医院救治。在紧急情况下,可用肥皂水清洗伤口,用口吮吸毒液(边吸边吐,并用清水漱口)。如有蛇药,可按说明外涂或口服。

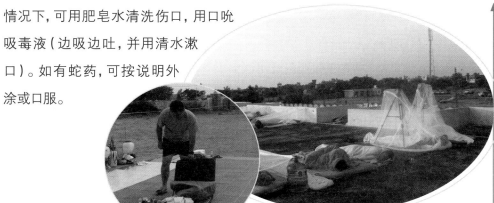

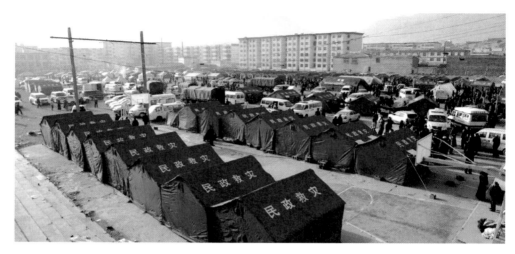

搭建防震棚的注意事项有哪些

（1）棚舍搭建的场地要开阔，农村要避开危崖、陡坎、河滩等地，城市要避开高楼群和次生灾害源区，不要建在危楼、烟囱、水塔、高压线附近，也不要建在阻碍交通的道口及公共场所周围，以确保道路畅通。

（2）在防震棚中要注意管好照明灯火、炉火和电源，留好防火道，以防火灾和煤气中毒。

（3）防震棚顶部不要压砖头、石头或其他重物，以免掉落砸伤人。

震后恢复要注意哪些事项

（1）当发现有毒、易燃气体泄漏或房屋倒塌时，尽快向有关部门报告。

（2）不要随意使用明火，确认安全后，才能在有关人员的指导下进行用电、生火。

（3）注意饮食和个人卫生，按规定服用预防药物，增强身体抵抗力。

（4）及时收听广播，收看政府公告。

（5）积极投入恢复重建工作。

（6）积极和乐观地面对灾后生活。

远离洪灾高危情境
"措施" 提示您

洪灾期间和灾后，
灾民应如何采取自我自救保护措施

受灾地区无论是炎热或寒冷气候，各种诱发疾病危险因素会急剧增多，极易引起多种疾病的发生和传染病的爆发与流行。灾民应学会采取自我保护措施。

一是以客观平稳的心态对待自然灾害，避免压抑焦虑，抵抗力降低。

二是要尊重科学，提高饮水、食品、环境卫生条件，控制媒介生物，消除传染病发生的危险因素。

三是了解防范各种疾病的健康常识，保护重点人群。

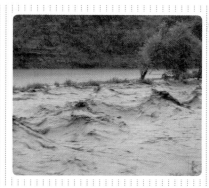

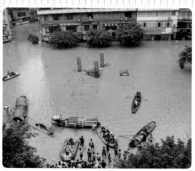

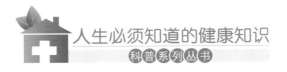
应注意以下几点：

（1）注意饮用水卫生。不喝生水，喝符合卫生标准的瓶装水、桶装水；装水的缸、桶、锅、盆等必须保持清洁，并经常倒空清洗；对取自井水、河水、湖水、塘水的临时饮用水，一定要进行消毒；对混浊度大、污染严重的水，必须先加明矾澄清并煮沸后食用。另外，漂白粉(精片)必须放在避光、干燥、凉爽处(如用棕色瓶拧紧瓶盖存放)。

（2）注意食品卫生。不吃腐败变质或被污水浸泡过的食物；不吃剩饭剩菜，不吃生冷食物；不吃淹死、病死的禽畜和水产品；食物生熟要分开；碗筷要清洁消毒后使用；不到无卫生许可证的摊档购买食品。

（3）注意环境卫生。洪水退去后，应消除住所外的污泥，垫上沙石或新土；清除井水污泥并投以漂白粉消毒；应将家具清洗再搬入居室；整修厕所，修补禽畜圈。不要随地大小便，粪便、排泄物和垃圾要排放在指定区域。

洪涝灾害后容易造成哪些动物疫病的流行

洪涝灾害中，大量动物因灾死亡，若气候较暖，动物尸体易腐烂，容易造成口蹄疫、高致病性禽流感、高致病性猪蓝耳病、猪链球菌病、钩端螺旋体、炭疽等多种动物疫病的发生和流行。

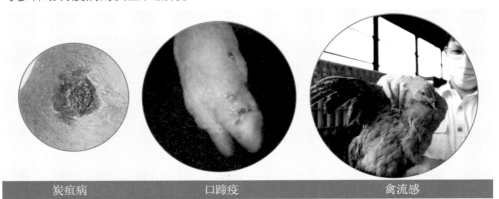

炭疽病　　　　　　口蹄疫　　　　　　禽流感

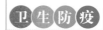

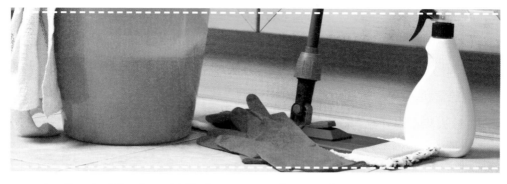

家庭为什么要进行卫生大消毒

洪涝灾区常常连续大雨，农田、房屋等被毁损，死亡畜禽和各种污物随水流动，水源等环境易受到污染。同时，土壤中的病菌被雨水冲出来，也会引发疾病。灾害过后及时的卫生大消毒主要是保证灾情之后无大疫。

（1）加强消毒，消灭自然环境中的病原微生物。

（2）消灭环境中病原体，切断传播途径，是预防和控制传染病流行，保障人畜健康。

（3）及时清理家中生活用物，避免引发传染病。

被洪涝或暴雨淹泡过的车辆
应怎样防止生物污染

车体在经过洪水中污水、垃圾、淤泥和动植物的尸体等有毒有害物质的浸泡后，易造成生物污染。

主要发生在空调、座椅或坐垫、地毯、车内死角等部位，是霉菌、细菌、病毒大量繁殖的场所。一般在夏季高温，车内空调自身就存在着生物污染问题。因此，车辆内环境预防生物污染应注意做好以下的清洁、消毒工作。

（1）车厢进水后，首先要做好清洗，并且进行消毒，其中座椅、座套用含氯消

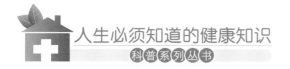

毒剂冲洗；若有吸水棉类的材料应及时更换。

（2）空调蒸发机应拆开清洗、消毒、烘干，鼓风机也要仔细清洗。

（3）干燥除湿，要充分打开车门，或打开暖风空调使其室内尽早干燥，有条件的可借助除湿机。

（4）去除车内异味，采用车用空气净化器，或放置一些能吸附的物质，有效降低空气中的有害物质及过敏源，净化空气。

解决车内环境的霉菌等生物污染，最为有效的措施是：暴晒、通风、干燥、消毒杀菌。

怎样做好灾后动物疫病防治工作

根据动物疫病发生的特点，一是及时无害化处理死亡的畜禽；二是对饲养场内外环境和屠宰场、交易市场和畜禽尸体处理等场所消毒；三是加强免疫接种；四是加强饲养管理，确保畜禽饲料和饮水安全，确保养殖环境卫生。

怎样确定重点消毒范围

消毒重点是畜禽舍，屠宰场（点），畜禽及其产品加工、销售场地，仓库，中转场地，牲畜市场，农贸市场，饮水源，畜禽运输车辆，用具等。

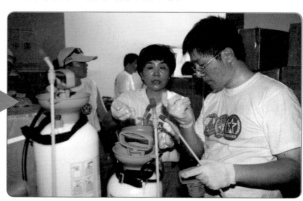

灾区工作人员配药后对特殊场所消毒防疫以防止疫病发生

洪涝灾害过后如何饲养畜禽和管理

一要尽快疏通畜禽养殖场的排水通道,排除畜舍内的积水,修复、加固破损的畜舍,不能及时修复的,应尽快将畜禽转移至干燥、安全地带。

二要创造良好的饲养环境,保持畜舍内的卫生,及时清理粪便,不让其尿液直接排入河水、湖水、塘水中,猪粪等要发酵后再施用,做好通风工作。

三要供给营养丰富的饲料和清洁的饮水。饲料要少添勤喂,避免发霉。在饮水中可加入复合维生素B和维生素C,增强畜禽抵抗力,增加食欲,消除应激。

四要加强种畜禽的饲养,做好母畜的保胎,对已流产的母畜,要增加营养,及时配种,同时加强仔畜的保育工作。

五要对低龄、体弱、伤残、病情严重的畜禽及时淘汰,降低饲养成本。商品畜禽达到出栏标准的要尽快出栏,降低饲养密度。

六要对家畜家禽圈棚经常喷洒灭蚊、灭蝇等药。

洪涝灾害期间
动物尸体深埋处理技术要点有哪些

(1)准备好作业工具。根据死亡动物处理数量大小,准备相应的卡车(可考虑底层接触面铺垫塑料薄膜)、拖拉机、挖掘机、推土机、装卸工具、动物尸体装运袋(最好密封)等。运输车辆应防止体液渗漏,接触面宜于反复清洗消毒。

(2)动物尸体运输。动物尸体最好装入密封袋,运输车辆密闭防渗,车辆和相关运输设施离开时应进行消毒。动物尸体不得与食品、活动物同车运送。

(3)选择掩埋点。有足够封土掩盖,土壤渗透性不高(如土壤渗透性较高,掩埋点坑底至少高于地下水位1米),与江河、湖泊、池塘、井水等水体有一定距离(100~150米),易于动物尸体运抵,避开公共视野(距离居民区至少100米),避开洪水经常冲刷之地和岩石层。特定情况下,饲养场死亡动物可考虑就地掩埋。零散

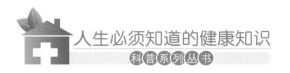
小动物（如鸡等）可掩埋在树根下等地方。

（4）掩埋坑体的挖掘。坑体体积一般为动物尸体体积的2~4倍。坑体宽度一般不小于1.2米，深度一般为2米，长度要能够容纳所有死亡动物。坑底应相对平坦。如果需要多个掩埋坑，坑间距不小于1米。坑体体积可按动物尸体估计重量计算：

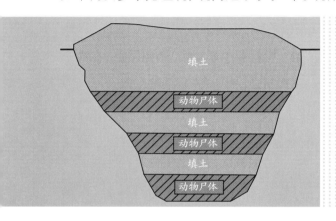

动物尸体体积（立方米）=动物尸体估计重量（千克）/1000。

（5）掩埋方法。如对于大、中型动物，或家禽、仔猪等小动物尸体数量不大时，将尸体置于坑中后，加土覆盖，覆盖土层厚度不得低于0.7米。小动物尸体数量较大时，可分层掩埋，每层尸体厚度一般不超过0.3米，中间覆土至少0.3米，依次分层掩埋，最后覆盖土层厚度不得低于0.7米。掩埋过程中，掩土不得压实，以免影响自然腐化。条件许可时，坑底和动物尸体上应铺撒生石灰。尸体掩埋后，应防止野生动物刨挖。

（6）参与人员卫生安全事项。①注重安全防护。作业时，穿戴防护服、橡胶手套、面罩（口罩）、护目镜和胶靴。②注意清洗消毒，接受健康监测，出现不良症状时应尽快到医院检查。

对于灾区养殖场的消毒应注意哪些

一是保证消毒频率。灾后环境至少每周消毒二次，圈舍可带畜禽每周消毒3~4次。一旦发生疫情，则要增加消毒次数，并且要对消毒效果进行监测。

二是保证消毒药物的有效浓度。

三是消毒前要保持圈舍和环境的清洁卫生。

四是防止在消毒过程中对环境造成污染。

五是发生重大动物传染病，如高致病性禽流感、口蹄疫、猪瘟和高致病性猪蓝耳病等后，必须严格按照农业部应急处理预案处理。

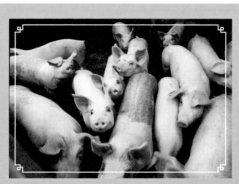
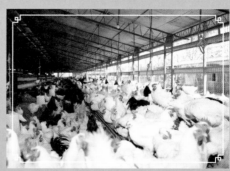

如何做好防蝇灭蝇、防鼠灭鼠、灭螨防螨等媒介生物控制工作

粪缸、粪坑中加药杀蛆；室内用苍蝇拍灭蝇，食物用防蝇罩遮盖；动物尸体要深埋，土层要足够厚。人群较集中的地方，也是鼠类密度较高的地方；当发现老鼠异常增多的情况需要及时向当地有关部门报告。保持住屋和附近地面整洁干燥，不要在草堆上坐卧、休息。

不用手，尤其是脏手揉眼睛

注意手部清洁及毛巾、脸盆、手帕的清洁，应各人单用，如果不得不与传染病患者共用脸盆，则应让健康人先用，患者后用，用完后用肥皂将脸盆洗净。

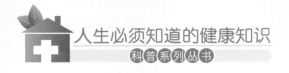
灾后在血吸虫病流行区要积极预防血吸虫病

在可能接触疫水的部位涂抹防护药, 如防蚴霜和皮避敌等, 穿戴防护用品, 如胶靴、胶手套、胶裤等。接触了疫水应主动去血防部门检查, 发现感染应早期治疗, 以防止发病。

炎热气候怎样注意保持皮肤清洁干燥

预防皮肤疾病, 随身用毛巾等擦汗, 也可以在皮肤皱折部位扑些痱子粉。下水劳动时, 每隔1~2小时休息一次。每次劳动离水后, 一定要洗净脚, 穿干鞋。当发现脚部皮肤破溃并有加重趋势时, 应暂时不要下水, 如必须下水时要设法穿长统靴。有足部皮肤病的应少下水。

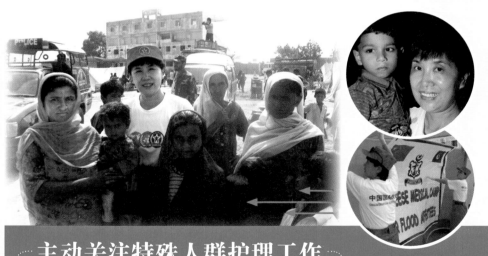

主动关注特殊人群护理工作

为老、弱、病人尽量营造好一点的生活和居住环境, 减少疾病和死亡的发生。如果该类人群感觉身体不适时, 要及时找医生诊治。特别是发热、腹泻患者, 要尽快寻求医生帮助。

勤洗手，有效远离诺如病毒

一般灾害后人们抵抗力低下，极易被诺如病毒、流感病毒等侵袭。诺如病毒有高度传染性，其传播力如同流感，极易爆发流行，又称为胃肠性流感，唯一的传染源是带毒患者。患者在48小时内发病，出现腹泻、呕吐、恶心、痉挛性腹痛及发热，流程短，几天可自愈。传播途径为粪–口途径，也可经水源甚至自来水传播，或飞沫及人与人接触传播。

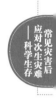

教您四招抵御诺如病毒：

（1）对患者和戴菌者要分别隔离治疗，并做好消毒工作。

（2）不生吃食物，尤其是禁止食贝类等水产品。

（3）饭前便后要洗手，养成良好的卫生习惯。

（4）在诺如病毒流行期间，尽量减少外出。

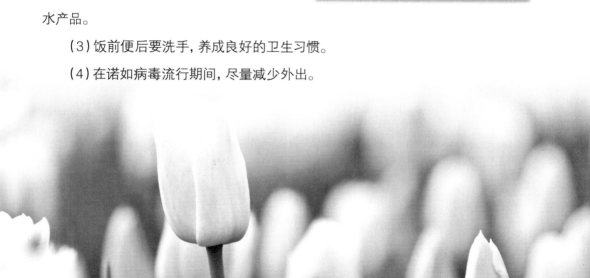

远离低温雨雪冰冻 高危情境 "要点" 提示您

　　2008年1月，我国南方部分省份曾遭受较大规模的低温雨雪冰冻灾害，部分地区电力系统遭到破坏，交通运输受到严重影响。由于天气寒冷及大量人口集聚和流动，极易导致发生各种公共卫生问题，如冻伤、心脑血管病等慢性疾病的急性发作、食物中毒、一氧化碳中毒、急性呼吸道、肠道传染病和旅途精神障碍疾患等。因此，在户外工作的职业人群和因灾滞留在户外的旅客，最需要的预防措施是正确御寒防冻，以及正确救治冻伤的技术和了解卫生防病知识要点。

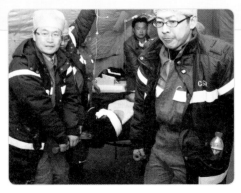

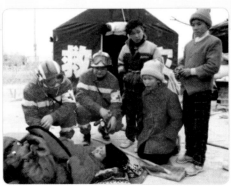

如何预防冻伤

预防要点：

（1）旅途出行注意携带足够防寒衣物，戴上帽子、围巾、手套等保暖物品，并注意携带伞具。

（2）尽量保持衣物干燥，避免弄湿衣服，休息睡觉时，应注意保暖。

（3）尽量多吃些高热量的食物，可以起到御寒的作用；多喝热饮，有助保持体温。

（4）为防止冻伤，要经常观察皮肤，尤其是耳面部和手部等裸露部位，查看有无出现苍白、僵硬或失去知觉；并不时搓揉面部皮肤，伸展筋骨活动手足。

（5）尽量停留在背风向阳的位置；不要穿过于紧身的衣裤，以免妨碍血液循环。

（6）裸手不要接触金属物体，寒冷季节这种物体表面温度很低，热传导很快，手接触易于冻伤。

（7）加强膝关节、肘关节、腕关节和踝关节等部位的保暖防护。

（8）老年人耐寒能力差，旅途中应特别注意腿脚保暖，避免久坐，经常站立活动、跺脚、搓手等促进血液循环。

紧急处置：

（1）尽量脱离低温环境，脱掉湿冷衣服、鞋袜和手套，换上干燥衣服和鞋袜。

（2）采取保温措施，补充食物能量。

（3）发生冻伤应立即用温水迅速复温，若不具备复温条件，亦不应采用错误的复温方法，如拍打、冷水浸泡、雪搓或火烤等。

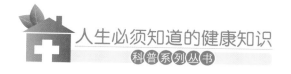

低温雨雪如何预防心脑血管疾病

人体受到低温刺激后,会导致交感神经兴奋,全身毛细血管收缩,使心、脑负荷加重引起血压升高,脑部缺血缺氧加速了血栓的形成,同时由于气候干燥,人体消耗水分多,容易造成体内缺水导致血液黏稠,血流减慢,因此寒冷天气急性心肌梗死与脑卒中发病率较高,尤其是老年人心脑血管病比较多发。

预防要点:

(1)患心脑血管病的老年人在气候多变的秋冬季节一定要提高警惕,做好保暖措施,下雪、化雪的时候天气格外寒冷,尽量减少外出时间。

(2)尽量避免感冒和感染其他疾病,避免受凉,谨防受冷诱发新的疾病感染。

(3)寒冷天气外出时,注意防寒保暖,戴帽子、围巾和手套,并注意随身携带好相关急救药物。

(4)出行旅客要保持心态平衡,及时调节不良情绪,避免精神紧张和情绪激动。

(5)可适当运动,合理安排运动时间和控制好运动量。

紧急处置:

心脑血管疾病患者发病后首先是对患者做一个简单的处置,把患者摆好体位,让患者平躺,解开患者的上衣领扣子,使其呼吸通畅,并注意保暖;同时立即拨打120急救电话,尽快就医。

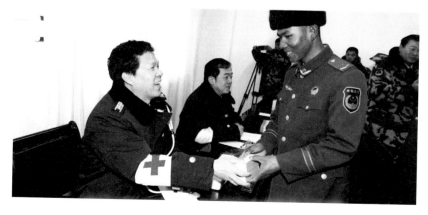

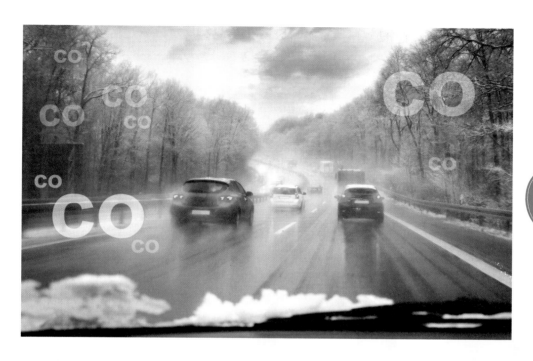

低温雨雪如何预防一氧化碳中毒

因灾滞留在户外的旅客，由于天气寒冷，临时生火或炭盆取暖或在车上开空调取暖等，最需要的预防措施是正确地御寒取暖防冻。

一氧化碳为无色、无嗅、无刺激性的窒息性气体，一次性吸入较大量的一氧化碳时，可出现头晕、头痛、恶心、呕吐、口唇呈樱桃红色、心率快、烦躁等；严重者昏迷、瞳孔缩小、肌张力增加、频繁抽搐等；如救治不及时，可很快呼吸抑制而死亡。导致一氧化碳过度泄露的常见原因包括烟囱堵塞、烟囱倒风、烟囱接头不紧、煤气管道泄漏、煤气阀门未关闭、炭盆取暖、汽车尾气等。

预防要点：

（1）受困在道路上的车辆，应注意不要长时间密闭车厢，以避免造成旅客中毒。

（2）使用热水器、煤气灶具之前应闻闻有无煤气味，确定是否漏气，切勿安装于密闭浴室或通风不良处。

（3）应注意热水器或煤气正确的使用方法及保养，并注意是否呈完全燃烧状态。若产生红色火焰，则表示燃烧不完全，产生的一氧化碳较多；若产生蓝色火焰，则燃烧较完全，产生的一氧化碳较少。

（4）注意检查连接煤气灶具的橡皮管是否松脱、老化、破裂、虫咬，防止漏气。

（5）自动点火的煤气连续点火未燃烧时，应稍等片刻，让已流出的煤气放散后再点火。

（6）居室内用煤火炉要安装烟道密闭完全的烟囱，用炭火盆取暖时要注意空气流通。

紧急处置：

发生家庭煤气泄漏时，要迅速关闭煤气阀门，打开门窗通风，切勿使用明火；一旦发生煤气中毒，应迅速将患者转移到空气新鲜处，并注意保暖，严重中毒者，迅速拨打120急救电话及时送医院救治。

低温雨雪如何预防食物中毒

预防要点：

（1）尽量选择新鲜的食品，不吃腐败、变质或霉变的食物。

（2）注意食品的保质期，防止食用过期食品。

（3）讲究个人卫生，水果要洗净去皮后食用，生食蔬菜要反复清洗干净。

（4）途中旅客不要从不法商贩手中购买食品，并尽量食用加热后食物，少吃凉拌菜等生冷食品。

紧急处置：

一旦出现可能的食物中毒症状后，要立即停止食用可疑中毒食物，并马上拨打120急救电话以争取急救时间，尽早把患者送往就近医院诊治，同时注意保留好可疑食物和吐泻物。

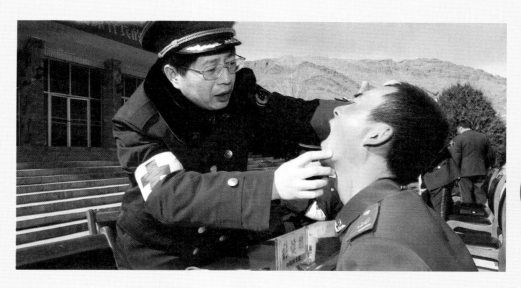

低温雨雪如何预防呼吸道传染病

呼吸道传染病是指病原体从人体的鼻腔、咽喉、气管和支气管等部位侵入后引起的有传染性的疾病。呼吸道与外部相通，受各种病原体侵袭的机会较多，病原体通常寄居在呼吸道黏膜及肺，路途疲劳造成抵抗力下降时易引起发病。呼吸道传染病主要经空气传播，包括飞沫、尘埃、气溶胶等方式传播。冬春季节本身就是呼吸道传染病高发季节，由于寒冷天气旅客大量集聚、人员流动频繁和室内空气质量往往较差，更容易发生流行性感冒、流行性脑脊髓膜炎、麻疹、风疹、流行性腮腺炎、水痘等呼吸道传染病的传播蔓延，儿童更是这些疾病的易患人群。

预防要点：

（1）在人群聚集场所打喷嚏或咳嗽时应用手绢或纸巾掩盖口鼻，不要随地吐痰，不要随意丢弃吐痰或揩鼻涕使用过的手纸。

（2）尽量勤洗手，不用污浊的毛巾擦手；双手接触呼吸道分泌物后（如打喷嚏后）应立即洗手或擦净。

（3）避免与他人共用水杯、餐具、毛巾、牙刷等物品。

（4）注意环境卫生和室内通风，如周围有呼吸道传染病患者时，应增加通风换气的次数，开窗时要避免穿堂风，注意保暖。

（5）多喝水，多吃蔬菜水果，增加机体免疫能力。

（6）儿童、老年人、体弱者和慢性病患者应尽量避免到人多拥挤的公共场所。

紧急处置：

（1）发生发热、咳嗽、头痛时，采取的措施是先戴上口罩。

（2）到距离最近的医院发热门诊就诊。

（3）按照医生的医嘱服药、休息和补充营养，若有需要时进行转诊，不要与其他人密切接触，避免传染。

低温雨雪如何预防肠道传染病

肠道传染病是由各种病原体经口侵入肠道并能由粪便排出病原体的一类疾病，传播途径主要有经水传播、经食物传播、手及日常生活用品传播以及媒介传播等。肠道传染病通常的症状有呕吐、腹痛、腹泻等。大量旅客滞留时，卫生设施不足，食品、饮水等卫生条件易受到影响，灾区水管被冻裂，易发生饮用水被污染，这些情况都容易引发肠道传染病的传播和扩散。

预防要点：

（1）维护好人群滞留地的环境卫生，提供足够的厕所，集中处理粪便，集中收集生活垃圾，滞留在公路上的大巴，要做好车内卫生。

（2）旅客途中需注意个人卫生，进餐前要清洁手，无供水条件时，尽量采用消毒纸巾或餐巾纸等；如无洗手条件或消毒纸巾，就餐时手部尽量不要直接接触食品。

（3）运送和提供的食品要有完整包装，避免污染，尽量饮用开水或清洁水。

（4）寒冷天气，供水管道可能破裂而导致饮用水污染，若发现供水颜色异常或有异味时，应立即停止饮用，并及时报告当地有关部门。

紧急处置:

一旦出现呕吐、腹痛、腹泻等症状,患者要及时就诊,同时注意补液及休息,避免引起脱水、毒血症等并发症。若为群体性的,要注意及时向卫生机构报告相关信息,以便立即采取措施,避免造成暴发流行。

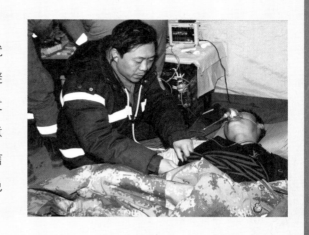

低温雨雪如何预防旅途精神障碍

旅途精神障碍是一种比较常见的短暂性心理障碍,主要症状包括意识模糊、定向障碍、出现妄想症、怀疑周围乘客对己不利、行为失控等。发病原因主要是因为长时间滞留乘坐交通工具,再加上人多拥挤,一些适应能力差的乘客就会吃不好,睡不好,精神紧张,缺水缺氧,并最终导致身体新陈代谢失调,大脑功能紊乱,引发精神障碍。

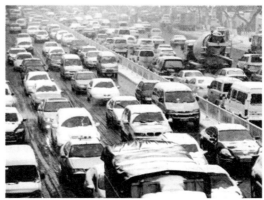

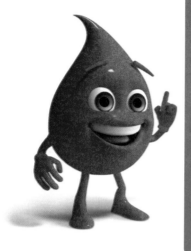

预防要点：

（1）要遵守旅行规则，保持公共卫生，不携带有不良气味的物品，不吸烟，在有条件的情况下，抓紧时间休息；

（2）应注意经常起身进行活动，放松心情，缓解紧张情绪；

（3）在车上要尽量克服食欲不振的状态，不能空腹旅行，除此以外，要多吃含维生素C和糖分的水果，比如香蕉、苹果或者果汁饮料等；

（4）对于有些无法控制自己紧张情绪的乘客，不妨在上车前预备一些镇定药，依靠药物保持稳定情绪。

紧急处置：

旅途精神障碍是一种短暂性心理障碍，一般不需要进行特别处理，病人在经过一段时间休息，适应周围环境后，就会逐渐自行缓解

当您处于灾害危险时应如何正确拨打应急电话？

若您想打110和120这是免费服务电话号码，接通电话后，请您尽量保持镇静，讲话要力求清楚简明，有主有次。应注意讲清以下内容：

（1）讲清楚病人的姓名、性别、年龄，确切地址、联系电话。

（2）讲清楚病人患病或受伤的时间，目前的主要症状和已采取的初步急救措施。

（3）报告病人最突出、最典型的发病表现。

（4）讲清楚病人的住址或发病现场的主要标志，约定具体候车地点，以便接应。

（5）如果是伤亡人数较多的灾难事故，应报告事故原因、伤员数量和大概的伤情。

（6）明确告知此次电话的目的，是要求救护车到现场急救，还是需要其他救援。

当您处于灾害危险时 应如何正确拨打应急电话

若您想打110和120免费服务电话号码,接通电话后,请您尽量保持镇静,讲话要力求清楚简明,有主有次。应注意讲清以下内容:

(1)讲清楚患者的姓名、性别、年龄,确切地址、联系电话。

(2)讲清楚患者患病或受伤的时间,目前的主要症状和已采取的初步急救措施。

(3)报告患者最突出、最典型的发病表现。

(4)讲清楚患者的住址或发病现场的主要标志,约定具体候车地点,以便接应。

(5)如果是伤亡人数较多的灾难事故,应报告事故原因、伤员数量和大概的伤情。

(6)明确告知此次电话的目的,是要求救护车到现场急救,还是需要其他救援。

在哪种情况下 您可以拨打12320公共卫生公益电话

根据卫生部的界定,12320功能定位为三大类:

一是受理突发公共卫生事件(食物中毒、传染病疫情)举报及应急处置的投诉。

二是提供疾病控制和健康保健知识咨询服务。

三是提供重大疾病的卫生相关法律、法规和政策的咨询服务。

(本章编者:曹 力 侯世科 樊毫军 彭碧波 王立祥)

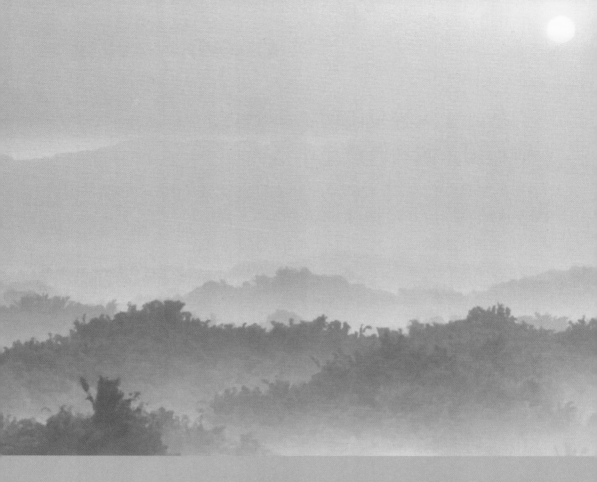

ZAIHAIHOU ZAOQI JIU "XIN"
——XINLI JIUYUAN

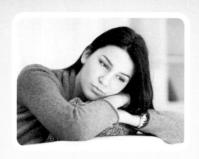
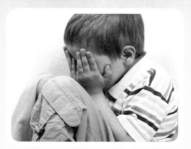
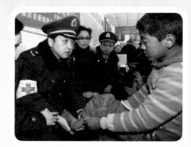

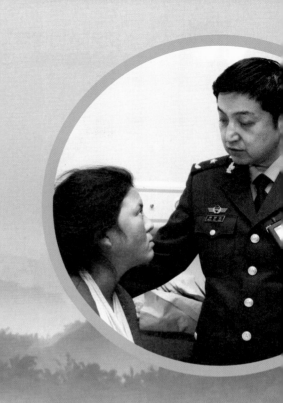

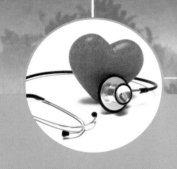

灾害后早期救"心"
——心理救援

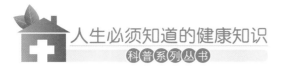
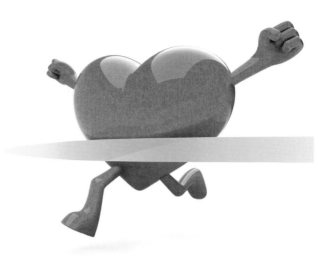

早期救"心"有多重要

2008年5月12日的汶川大地震使受灾地区的4600多万人受到了灾害。地震之后，联合国人口基金根据中国政府的需求，做出了迅速反应，援助了生殖健康急救药箱和妇女个人健康清洁包等物资，这是联合国人口基金会首次在中国紧急危机事件中纳入了应对生殖健康和社会心理健康支持的内容。人民群众对公共安全的需求日益增加，以降低伤死率和伤残率，最大限度保护人民生命财产安全的卫生应急医学救援始终是防灾减灾领域永恒的主题，越是早期获得有

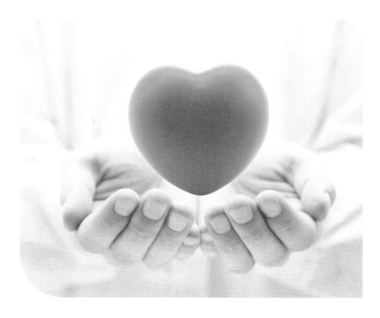

效治疗，其预后也越好。因此，保护和改善人民的精神卫生和社会心理状态是应急救灾重点之一，也是早期开展救"心"的长期需求。

细说灾害后最常见的心理问题是什么

当今世界某些地区局势的动荡、社会冲突、自然灾害等突发事件，给人类带来了难以避免的心理应激源。随着现代社会交通伤亡、暴力事件等社会应激事件的增多和自然灾害（如地震、火山、洪水、海啸、台风、泥石流、空难等）的频发，及其衍生、次生灾害的突发性、复杂性和危害性加重加大，事故灾难也逐年增加。

创伤后死亡的发生表现为双峰分布，即伤后数分钟以内和伤后48~72小时以内。因此严重创伤急救的重点应放在现场创伤后48~72小时这个死亡高峰时段，应努力降低此阶段患者的伤死率和提高救治成功率。严重创伤能否在伤后48~72小时进行准确的诊断与得当的治疗，往往比伤情本身更影响生存率；因此自救互救和在伤后48~72小时以内的紧急医疗救援具有重要价值。

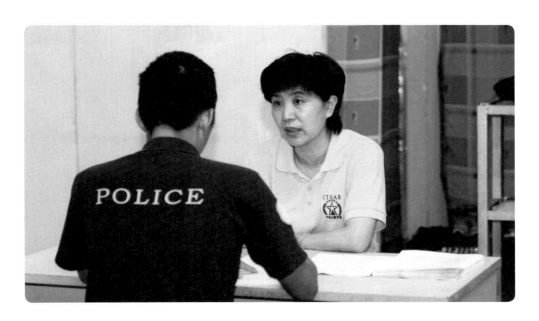

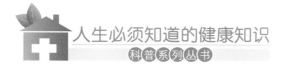

应激障碍到底是指什么

应激障碍（Stress disorder, SD）指一组主要由心理、社会（环境）因素引起的异常心理反应而导致的精神障碍，按时限分包括急性应激障碍（Acute stress disorder, ASD）、创伤后应激障碍（Posttraumatic stress disorder, PTSD）及适应障碍等。它与剧烈的应激事件密切相关，有其特殊的症状表现。如："9.11"事件、SARS（severe acute respiraiory syrdreme）、印度洋海啸、弗吉尼亚校园枪击案、地震等灾难给劫后余生者带来了难以愈合的精神创伤，许多人产生了焦虑、抑郁、恐惧、反复不能忘记痛苦、出现回避行为等伴随症状。

应激障碍的发生会显著影响个人生活和社会环境，如果没有及时地进行处理和治疗，会造成极大的经济损失和社会动荡。目前，应激障碍发生率逐渐地增高。我国由自然灾难和突发事故引起的应激障碍产生的心理创伤已引起心理学界和医学界的重视。

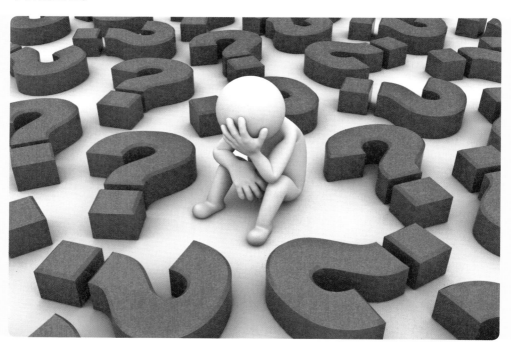

心理急救应关注三个阶段什么时候开始

灾前评估（科普宣传、演示训练、心理减压）、灾中紧急阶段（应急干预）、重建阶段（心灵救助）三个阶段。

灾难后心理受灾人群怎样分级

大致分为五级人群：

第一级人群：为直接卷入地震灾难的人员，死难者家属及伤员。

第二级人群：与第一级人群有密切联系的个人和家属，可能有严重的悲哀和内疚反应，需要缓解继发的应激反应；现场救护人员（消防、武警官兵、120救护人员、其他救护人员），以及地震灾难幸存者。该人群为高危人群，是干预工作的重点，如不进行心理干预，其中部分人员可能发生长期、严重的心理障碍。

第三级人群：从事救援或搜寻的非现场工作人员（后援）、帮助进行地震灾难后重建或康复工作的人员或志愿者。

第四级人群：受灾地区以外的社区成员，向受灾者提供物资与援助，对灾难可能负有一定责任的组织。

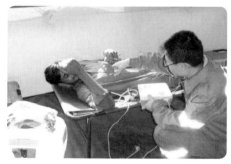

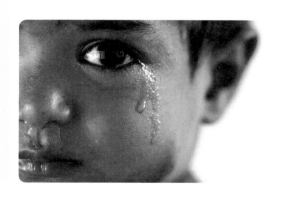

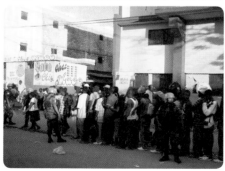

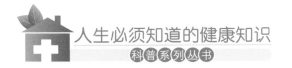

第五级人群：在临近灾难场景时心理失控的个体，易感性高，可能表现出心理病态的征象。

针对心理不适应怎样应对

可采取自我隔离技术、放松技术、团队支持、自我减压，应对心理不适。

应对如下：

自我隔离技术：救助者要明确地在自己和被救助者之间留出一定的空间，不要持续地将全部精力和时间都用到被救助者身上，要留出一个加油站的距离和加油的时间，让自己保持冷静理智和思考的能力，同时也有助于自己的身体和心理得到及时平复和休整。

可采取一般隔离法和特殊隔离技术。

（1）一般隔离方法：

①实行轮班换岗工作制度，最好是强制性的；

②注意休息，休息时离开工作场所；休息场所尽可能和工作对象分开；

③与家人和朋友保持联系；

④适当的放松和娱乐；

⑤聆听和感受受灾人的遭遇时，时刻不要忘记自己是救助者，不要将自己与被救助者完全等同。

（2）特殊的隔离技术：

保险箱技术：（这是一个想象训练，借此可以暂时将不愉快的情绪和感受"打包封存"）。

找一个舒服的姿势，闭上眼睛；想象将给你带来压力的东西统统放进去；感觉的以及身体的不适……反复纠缠你的念头和声音……不好的气味和味觉……现在锁好保险箱的门，把它放到到你认为合适的地方，这个地方不应该太近，在你力所能及的范围里尽可能地远一些。

放松技术:（这是一个想象训练,能够帮助您暂时离周围喧闹、充满压力的环境）。

选一个舒服的姿势,闭上眼睛,或者眼望四周让你舒服的地方,想象一个曾经让你非常放松、温暖、开心的情景,回忆当时你与谁一起,再次体验那种美好的感觉……

如:呼吸放松、肌肉放松、想象放松。

团队支持:

可以建立二个人一组的小队式心理工作团队分派工作。如果没有足够的心理卫生工作者,在同一组中,可以指派心理卫生工作人员和护士、红十字会人员或其他人群服务类型的救灾单位一起合作。可以建立一个系统,于混乱的灾难环境中,在评估需要、做决定、决定优先级……时,成员可以扮演彼此核对和平衡（check-and-balance）的角色。也可以提供成员一种（伙伴制度-buddy system）,可以观测彼此的压力程度,提供支持和鼓励。

个性化的心理援助应针对什么

首先,要针对灾后不同年龄层的不同压力反应,应给予不同的、规范化的、系列性的心理援助。其次,同时要考虑个体化和药物治疗。

对于学龄前压力反应应怎样开展心理援助

学龄前压力反应:常出现哭泣、吸手指头、大小便失禁、害怕独自一人或陌生人、急躁、困惑、呆滞。

开展心理援助的重点:把孩子集中在一起,形成一个团队,做集体活动:剪纸手工、涂颜色、看动画片、拔绳、丢手绢、跳绳和游泳等,加强肢体语言动作:抱抱、抚摸头、牵牵手、树大拇指表扬和加油。照镜子欣赏自己和做鬼脸。

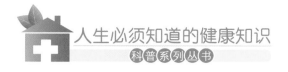
学龄期压力反应心理援助应侧重什么内容

通常学龄期压力反应：表现为头痛、其他的身体不适、忧郁、害怕气候与治安变化、困惑、无法专心、表现差、打架、从同辈中退缩。

心理援助的重点：应采取多样化心理减压法：

（1）实施运动疗法：2人以上的运动疗法（拳击、乒乓球、抬拳道、闪打、集体游戏等），达到出汗的效果。

（2）喊叫训练：站在山下向山上高喊等,另采用生物反馈、意念引导、中医熏蒸、针灸按摩等。

（3）肢体语言动作：拥抱、抚摩头、牵手等。

对于青少年期压力反应
您应该怎样开展心理援助

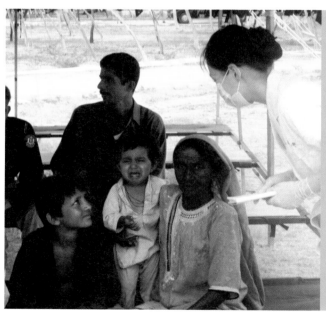

当您发现青少年出现头痛、其他的身体抱怨、忧郁、困惑、表现差、攻击行为、退缩与孤立、同辈团体朋友改变,应对其进行心理援助。

心理援助的重点：要采取与学龄期类似的心理援助和心理减压疏导。

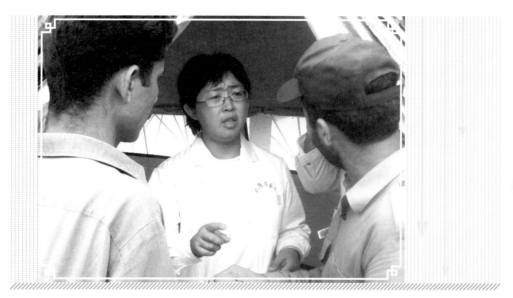

灾害后早期救心——心理救援

对于成年期压力反应
您应该怎样开展心理援助

成年期主要压力反应是心身问题,例如:胃溃疡、心脏问题、退缩、怀疑、急躁、生气、失去胃口、睡眠困扰、对日常活动丧失兴趣。

心理援助:要以心理疏导减压和认知疗法为主,结合运动疗法、针灸、理疗和必要的舒肝解郁及调节植物神经的药。严重者予抗抑郁、抗焦虑或抗精神药。

对于老年人压力反应
您应该怎样开展个体化的心理援助

老年人压力反应:一般为忧郁、退缩、淡漠、焦躁、生气、急躁、怀疑、失去定向感、困惑、记忆丧失、身体加速衰退、身体抱怨增加。

心理援助:应组织一支年轻人团队,定时定点上门为老人服务:买东西、做饭、

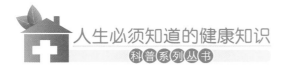
打扫卫生、洗衣、聊天、打牌、喝茶、陪着看电视、遛弯、监督吃药等,耐心地倾听老人的一切抱怨,这是其宣泄的一条通路,顺着老人的话去应答。尽量让老人远离孤独,身边总有人,尤其夜里老人睡眠少,时间难打发。

对于身在一线现场的救护人员的心理防护你知道怎么做吗

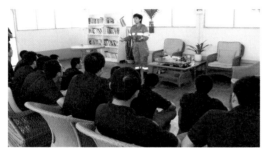

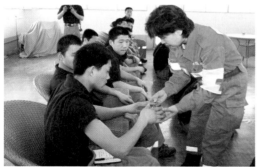

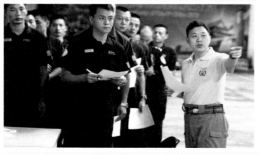

在灾区的救援者通常有军人、医护人员、民间志愿者等,对于这类人群要注意三条:

第一,身,即身体;

第二,心,即心理;

第三,灵,即灵魂。

首先,任务、环境、条件再困难、再紧张不要忘记吃饭、睡觉,而且要注意防止疫病的传染。

其次,心理上要避免过多的自责,有些救援者坚持了七八十个小时没有休息,没人替换自己却说我能顶住,最后自己遇难了,医护人员哭了,觉得对不起。

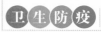

参加救援的军校学生
应该怎样注意心理障碍问题

突发紧急事故或灾难，军校的学生，首当其冲要参与营救。由于在校的学生有的是80后、90后的孩子，特别是独生子女偏多，但因军人的要求，要求他勇敢、冲在前面，实际上某种情况下要注意平衡。

第一，合理的作息，注意安全，注意自己预防后期的传染病。第二，就是多和战友沟通，分享抗震救灾的经验。第三，抽空给爸爸妈妈打个电话，这个是很关键的。

一线的消防人员、医护人员、新闻记者等
特殊职业人员应该怎样注意心理障碍

消防人员、医护人员、新闻记者往往是"第一现场"的接触者，每天又接触大量的受灾群众，受伤、死亡的情景亲眼所见，会产生直接刺激、悲痛、眼泪……特别是在灾区医疗条件有限，不能有效地救治伤员，医生护士容易产生自责和内疚。其中女性的情感更加敏锐。若在野外时，卫生条件差一些，连续救治和报道很容易产生疲劳。因此，要注意四点：

（1）注意防止过度疲劳，避免自己受感染。

（2）尽最大努力抢救伤员，要客观面对后期现场搜索的结果。对于医护人员职业不允许他表达自己的感情，实际上灾难发生以后，医护人员也要在一起交流，由于灾难并不是人可以控制的，所以医护人员也不是万能的。对于消防人员、记者同伴之间也要交流，要适度地宣泄。

（3）医护人员和受灾人员建立友好的朋友关系，即使患者出院了，有时候也可以跟你认识的那些医生、护士发个短信，这对特殊职业人员都有很好的心理抚慰作用和成就感。

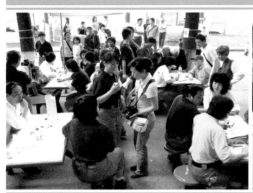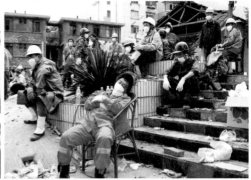

灾后助人者属于心理创伤的高危人群吗

助人者是心理创伤的高危人群。由于地震和其他重大灾害中的救援人员，常常要面对灾害的惨状；救灾过程中的过度负荷与重重困难，对生还者及其创伤的同情和共情，均会对救助者的身心状态造成冲击，产生生理与心理反应，甚至出现心理耗竭。

救助人员心理不适应怎样自查

心理不适表现为：

（1）极度疲劳、休息与睡眠不足，产生生理上的不舒服，例如：做噩梦、晕眩、呼吸困难、肠胃不适等。

（2）注意力无法集中以及记忆力减退。

（3）对于眼前所见的感到麻木、没有感觉。

（4）担心害怕自己会崩溃或无法控制自己。

（5）因为救灾不顺而感到难过、筋疲力尽，甚至生气、愤怒。

（6）过度为受灾者的惨痛遭遇而感到悲伤、忧郁。

（7）觉得自己救灾工作做得不好，而有罪恶感或觉得对不起灾民。

（8）喝酒、抽烟、吃药量比平时多得多。

当您遭遇不幸时该如何进行心理自疗

生活中有很多突发事件（如恐怖袭击、撞车、沉船等）和自然灾害（如地震、洪水、火灾等），难以预料，当发生在和平日子里，对没有危机意识的人产生了巨大的冲击力，从而使其心理上遭受到重大的创伤。

我们应该怎样心理自疗？最重要的是稳定和控制情绪，进行自救和互救，为自己和周围人的恐惧与压力松绑。主要方法如下：

一是及时交流：受害者应多和亲友、同事交流自己的看法和感受，多与那些关心你的人呆在一起，他们能为你提供良好的心理支持。

二是承认现实：不幸已经发生，所有的创伤已经形成，既然已经无法挽回，就该宽慰自己、承认现实，其结果会比垂头丧气、痛不欲生好得多。

三是升华痛苦：创伤和挫折常给人带来心理上的压抑和焦虑。如果一味地憋气愁闷、颓唐绝望，其实是用已发生的不幸在心理上惩罚自己。善于心理自救者，能学会将消极情绪转化为积极情绪，努力化创伤为动力，将不良情绪

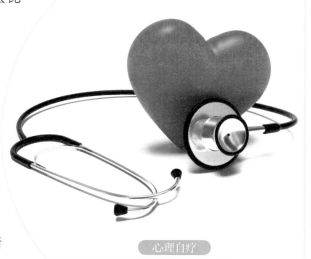

心理自疗

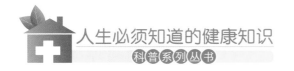

升华为一种力量，投入到对己、对人、对社会都有利的事情中去，在获得成功的满足时，也消除了压抑和焦虑情绪，达到积极的心理平衡。

四是转换视角：有时候，同一现实或情境，如果从这个角度来看，可能引起消极的情绪体验，陷入心理困境，而从另一个角度来看，就可能发现积极意义，从而使消极情绪转化为积极情绪。在审视、思考、评价某一客观现实情境时，学会转换视角，换个角度看问题，常会淡化消极情绪。

五是适度宣泄：当一个人受到创伤时，用意志力量压抑情绪，谈笑自若，这样只能缓解表面紧张，不能解决根本问题，还会陷入更深的心理困境，带来更大的心理危害。因此，应该适度地宣泄，减轻心理压力。

选择宣泄的方式各有不同，只要找出适合您自救策略为最佳

对于善于心理自救者他（她）总是能找到合适自己的方式来宣泄心中的苦痛。

（1）诉说：对自己的至亲好友诉说心中的委屈和痛苦。

（2）书写：诉诸文字，让心中的苦水流泻出来。

（3）环境：找一个适当的场合，大哭一场、大叫一番。

这些方式均不失为陷入极度心理困境的最佳自救策略。

民间志愿者在参与救援时应该注意哪些心理反应

有的志愿者他们到达灾区不曾告诉家人，悄悄地就去援助去了，其爱心行为令人非常尊敬，但还是要提醒民间志愿者注意如下几点：

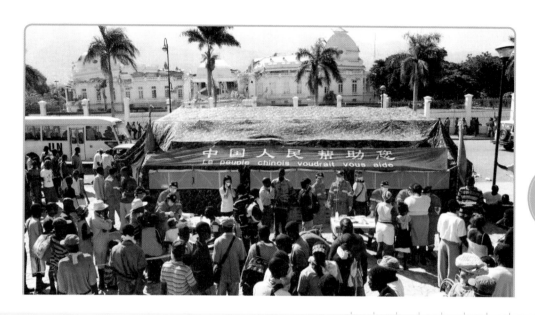

第一，去了以后一定要跟当地政府沟通，征得他们的同意。

第二，避免盲目行动，一定要周密计划、严密组织，而且要注意自己的后勤保障。

第三，遇到挫折要乐观自信。因为你这种非政府行为，受社会关注可能少一点，这个时候要学会表达和求助。

第四，要提高自我情绪管理能力，心胸坦荡，要深信志愿者工作是神圣高尚的工作。自己首先要把自己把控好。

第五，要承担力所能及的事情。

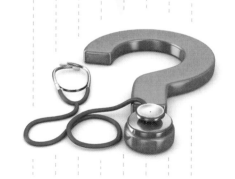

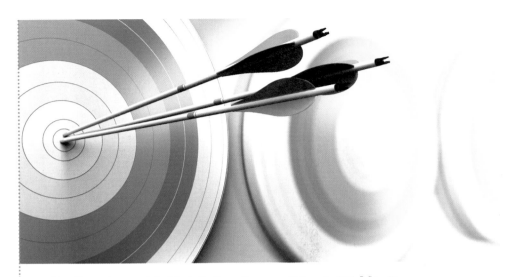

专家用一种快速靶向心理干预技术——
ABC 法，让您不再"迷茫"

ABC法

A. 快速急救诊断+靶向干预，使身体先舒服，情绪才稳定。

·脑功能分析仪（脑ET）测定+超低频经颅磁刺激仪治疗，使六大神经递质平衡，既Glu、GABA、DA、Ach、5–HT、NE平衡。

·亚疾病测评仪测定+针灸治疗、音乐治疗、茶疗、经络氧疗、药食同源胶囊、中成药使12条经络气血平衡和阴阳平衡。

·量子共振测定+西药治疗，使下丘脑–垂体–肾上腺轴神经内分泌的平衡。既甲状腺功能和垂体性激素的平衡。

·精神压力分析仪测定+生物反馈治疗，使交感和副交感神经的平衡。

·心理量表测定+心理减压技术，使心理平衡（既知、情、意的平衡）。

B. 认知调整：箱庭治疗，晤谈技术（CISD），意念引导，宽谱治疗。

C. 行为调整：放松训练，运动疗法；系统脱敏法，饮食疗法，音乐疗法。

眼动脱敏信息再加工技术(EMDR)。

注意事项:

(1)首先要取得受伤人员的信任,建立良好的沟通关系。

(2)提供疏泄机会,鼓励他们把自己的内心情感表达出来。

(3)对访谈者提供心理危机及危机干预知识的宣教、解释心理危机的发展过程,使他们理解目前的处境,理解他人的感情,建立自信,提高对生理和心理应激的应付能力。

(4)根据不同个体对事件的反应,采取不同的心理干预方法,如:积极处理急性应激反应,开展心理疏导、支持性心理治疗、认知矫正、放松训练、晤谈技术(CISD)等,以改善焦虑、抑郁和恐惧情绪,减少过激行为的发生,必要时适当应用镇静药物。

(5)除常规应用以上技术进行心理干预外,引入规范的程式化心理干预方法——眼动脱敏信息再加工技术(EMDR)。

(6)调动和发挥社会支持系统(如家庭、社区等)的作用,鼓励多与家人、亲友、同事接触和联系,减少孤独和隔离。

向您介绍一种心理干预技术

心理急救:

(1)接触和参与。

目标:倾听与理解。应答幸存者,或者以非强迫性的、富于同情心的、助人的方式开始与幸存者接触。

(2)安全确认。

目标:增进当前的和今后的安全感,提供实际的和情绪的放松。

(3)稳定情绪。

目标:使在情绪上被压垮或定向力失调的幸存者得到心理平静、恢复定向。愤

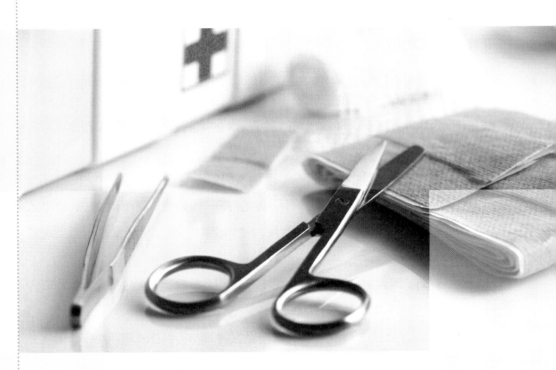

怒处理技术、哀伤干预技术。

(4)释疑解惑。

目标：识别出立即需要给予关切和解释的问题，立即给予可能的解释和确认。

(5)实际协助。

目标：提供实际的帮助给幸存者，比如询问目前实际生活中还有什么困难，协助幸存者调整和接受因地震改变了的生活环境及状态，以处理现实的需要和关切。解决问题技术。

(6)联系支持。

目标：帮助幸存者与主要的支持者或其他的支持来源，包括家庭成员、朋友、社区的帮助资源等建立短暂的或长期的联系。

（7）提供信息。

目标：提供关于应激反应的信息、关于正确应付来减少苦恼和促进适应性功能的信息。

（8）联系其他服务部门。

目标：帮助幸存者联系目前需要的或者即将需要的那些可得到的服务。甄别处理。

怎样按不同的人群组进行心理晤谈

话说心理晤谈：

这是一种通过系统的交谈来减轻压力的方法，采取个别或者集体进行，要自愿参加。对于轻症患者，或医护人员、救援人员，可以按不同的人群分组进行集体晤谈。

心理晤谈的目标：公开讨论内心感受；支持和安慰；资源动员；帮助当事人在心理上（认知上和感情上）消化创伤体验。

一般集体晤谈时限：灾难发生后24~48小时之间是理想的帮助时间，6周后效

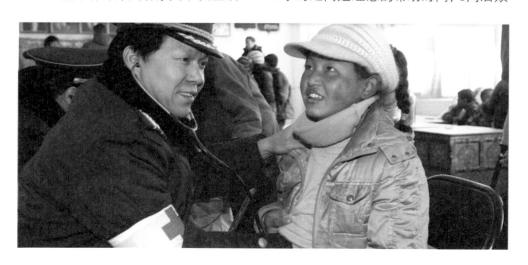

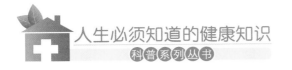

果甚微。正规集体晤谈,通常由合格的精神卫生专业人员指导,事件发生后24~48小时之间实施,指导者必须对小组帮助有广泛了解,指导者必须对应激反应综合征有广泛了解,在事件发生后24小时内不进行集体晤谈。事件中涉及的所有人员都必须参加集体晤谈。

晤谈过程:正规分6期,非常场合操作时可以把第二期、第三期、第四期合并进行。

第一期为介绍期:指导者进行自我介绍,介绍集体晤谈的规则,仔细解释保密问题。

第二期为事实期:请参加者描述地震事件发生过程中他们自己及事件本身的一些实际情况;询问参加者在这些严重事件过程中的所在、所闻、所见、所嗅和所为;每一参加者都必须发言,然后参加者会感到整个事件由此而真相大白。

第三期为感受期:询问有关感受的问题:事件发生时您有何感受?您目前有何感受?以前您有过类似感受吗?

第四期为症状期:请参加者描述自己的应激反应综合征症状,如失眠、食欲缺乏、脑子不停地闪出事件的影子,注意力不集中,记忆力下降,决策和解决问题的能力减退,易发脾气,易受惊吓等;询问地震事件过程中参加者有何不寻常的体验,目前有何不寻常体验?事件发生后,生活有何改变?请参加者讨论其体验对家庭、工作和生活造成什么影响和改变?

第五期为辅导期:介绍正常的反应;提供准确的信息,讲解事件、应激反应模式;

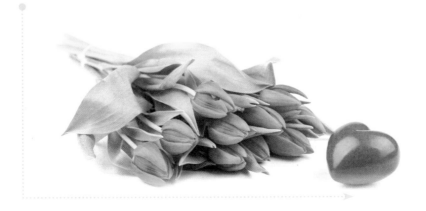

应激反应的常态化；强调适应能力；讨论积极的适应与应付方式；提供有关进一步服务的信息；提醒可能的并存问题（如饮酒）；给出减轻应激的策略；自我识别症状。

第六期为恢复期：拾遗收尾；总结晤谈过程；回答问题；提供保证；讨论行动计划；重申共同反应；强调小组成员的相互支持；可利用的资源；主持人总结。

整个过程需2小时左右。严重事件后数周或数月内进行随访。

晤谈注意事项：

（1）对那些处于抑郁状态的人或以消极方式看待晤谈的人，可能会给其他参加者添加负面影响。

（2）鉴于晤谈与特定的文化性建议相一致，有时文化仪式可以替代晤谈。

（3）对于急性痛苦悲伤的人，如家中亲人去世者，并不适宜参加集体晤谈。因为时机不好，如果参与晤谈，受到高度创伤者可能为同一会谈中的其他人带来更具灾难性的创伤。

（4）世界卫生组织（WHO）不支持只在受害者中单次实施。

（5）受害者晤谈结束后，干预团队要组织队员进行团队晤谈，缓解干预人员的压力。

（6）不要强迫叙述灾难细节。

心理危机干预过程如何操作

按照心理专家组提出的建议进行实施：

（1）如果有些医院伤员及家属过于集中，会给救援工作和善后处理带来一些隐患，建议尽量将其分散救治。

（2）对于死者家属的安置要尽可能分散，持续有人陪伴，提供支持帮助；防止他们在一起出现情绪爆发，以免善后处理被动。

（3）对死伤者及其家属的信息通报要公开、透明、真实、及时，以免引起激动情绪，给救援工作带来继发性困难。

（4）在对伤员及家属进行心理救援的同时，政府各部门要对参与救援人员的心

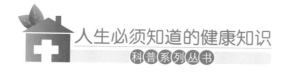
理应激加以重视,组织他们参加由工作组提供的集体心理辅导。

(5)动员社会力量参与,利用媒体的资源,向受灾民众宣传心理危机和精神健康知识,宣传应对灾难的有效方法,动员当地政府人员、援救人员、医务人员、社区工作者或志愿者接受工作组的培训,让他们参与心理援助活动。

(6)定期召开信息发布会,让公众了解救援工作的进展情况及已做的工作,注意发布前把必须传达的信息整理好,回答记者的问题要尽可能精确和完整,尽可能保证属实,如果没有信息或信息不可靠,要如实回答;积极主动,引导舆论导向。

工作流程:

(1)联系救援指挥部、各家医院,确定地震灾难伤员住院分布情况,以及进入现场救援的医护人员情况。

(2)拟定心理危机干预培训内容、宣传手册、心理危机评估工具,并紧急印刷。

(3)召集人员夜间举行技术培训以便统一思想和技术路线,内容包括心理危机干预技术、流程、评估方法等。

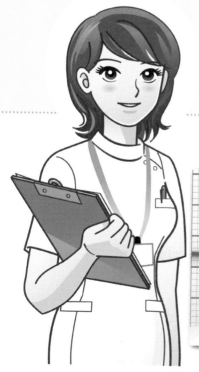

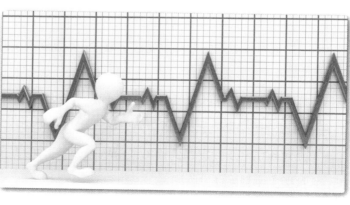

（4）紧急调用当地精神卫生中心的人员和设备等。

（5）分组到各家医院、社区，访谈地震灾难伤员、相关医护人员，发放心理危机干预相关知识宣传资料。

（6）应用评估工具，对访谈人员逐个进行心理筛查，重点人群评估、危机动力分析。

（7）根据评估结果，对出现有心理应激反应的人员当场进行初步的心理干预。

（8）在每一家医院均向医院领导提出有关患者的指导性诊疗和处理意见、工作人员与患者沟通处理技巧、工作人员自身心理保健技术。

（9）对每一个筛选出有急性心理应激反应的人员进行随访，强化心理干预和必要的心理治疗，治疗结束后再次进行心理评估。

（10）对社区干部、医院医护人员进行集体讲座、个体辅导、集体晤谈等干预处理。及时应对现场救援的医护人员普遍出现明显的应激反应，其主要表现为，创伤地震灾难场景的闪回，情绪不稳定、焦虑、食欲差、失眠，工作效率下降等。

（11）每天晚上工作组人员召开会议，总结当天工作，对工作方案进行调整，并部署下一步的工作。对干预人员开展督导。

（本章编者：袁 红　曹 力　吴 敏）

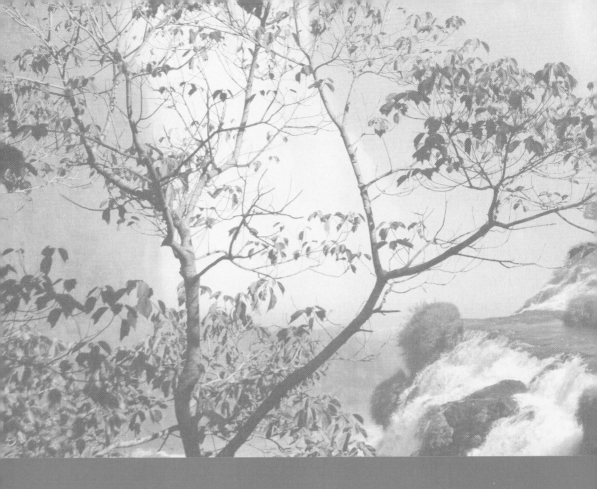

CHANGJIAN YINGJI JIUYUAN YINGBEI DE ZHUANGBEI——SHIYONG FANGAN

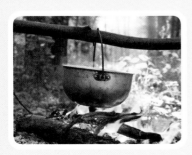

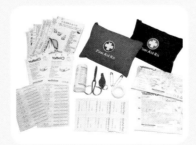

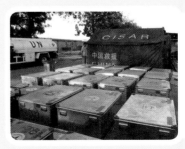

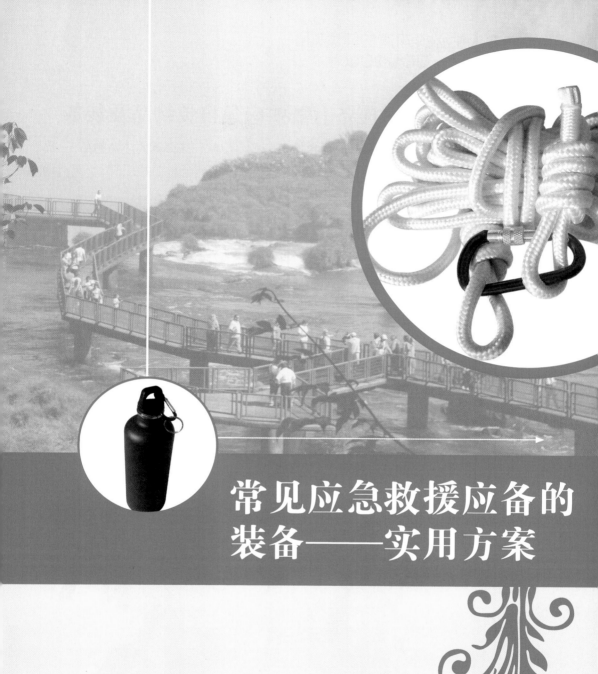

常见应急救援应备的装备——实用方案

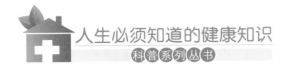
一个家庭平时应备有哪些应急自救物品及装备

每个家庭应准备一个家庭应急救援包(箱),配备一些必需的应急物品,一旦发生意外灾害,可用应急救援包(箱)中的物品进行自救与互救。

家庭应急救援包(箱):

(1)应急逃生绳:承重力不小于200千克,绳直径为25~30毫米,外裹阻燃材料。

(2)简易防烟面具:当遭遇火警或遇到其他有害气体侵害时,取出面具戴在头上。

(3)锤子、哨子、收音机、手电筒、电池等。

(4)瓶装矿泉水、压缩饼干及巧克力等饮料、食品。

(5)绷带、胶布、止血带等应急医药用品。

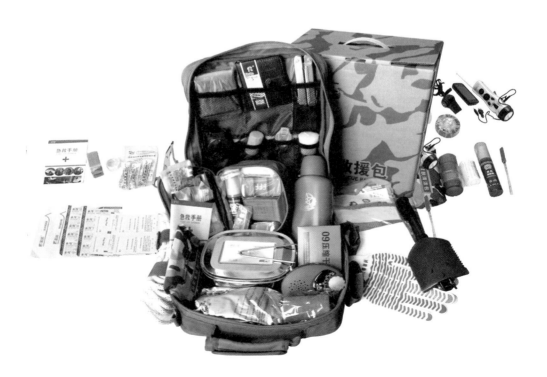

注意:凡存保质期物品应定期更换。

家庭日常防灾自救装备:

(1)家用灭火器。

(2)应急药品(注意定期更换,不失效)。

①医用材料:胶布、体温计、剪刀、酒精棉球。

②外用药:碘酒、眼药水、烫伤药膏、消炎粉、消毒水。

③内服药:退烧片、保心丸、止痛片、抗生素、止泻药、催吐药。

家庭必备食品(注意定期更换,不失效):

(1)固体食品:饼干、面包、方便面等。

(2)瓶装饮用水。

(3)罐装食品。

家庭常用电话表:

家人紧急电话,相关急救中心、火警、交通事故等公安报警电话。

若要参加地震救援医疗队、志愿者队伍,您随行需要选择什么药品

主要按不同阶段准备药品。

例如:地震灾害,一般灾害医学救援分三个阶段:早期、中期、晚期,各期伤员种类及药品需求有不同。下表为地震灾害医学救援三个阶段药品特点。

地震灾害医学救援三个阶段药品特点

时间	早期（应急阶段）	中期（亚急期）	晚期（恢复期）
伤病种类	外伤	内科疾病	精神疾患,疫情
药品种类	镇痛药、抗感染药、止血药、水和电解质类药物	治疗上呼吸道感染、胃炎、胃痛、皮肤病的药物	治疗精神障碍药物、疫苗、防疫用各类消毒剂

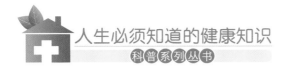
为您提供一些常见卫生
防疫随行相关药品目录

卫生防疫随行相关药品目录			
中文名称	应用范围	注意事项	特殊存储条件要求
消毒类			
1.碘伏棉签 2.碘伏消毒液	1.手和皮肤消毒 2.黏膜消毒		需加强包装
过氧化氢溶液（双氧水）	可用于清创消毒	易燃	需加强包装
快速手消毒液（免水洗）	用于个人防护	可带一些大包装与个人用小包装	
含氯消毒剂 常用品种有： 1.健之素 2.二氧化氯	是使用最广的消毒剂，可选择泡腾片剂及粉剂	1.在分发时需小包装，可带一些小的密封袋与标签 2.在袋外贴上标签与使用方法，以防止误服	干燥、阴凉、防潮解
饮用水消毒类			
1.漂白粉剂 2.次氯酸钙（漂粉精片） 3.二氯异氰尿酸钠（优氯净） 4.漂白粉精片	属于高效消毒剂，对细菌繁殖体、真菌、病毒、结核杆菌（分枝杆菌）具有较强的杀灭作用，高浓度时能杀灭细菌芽孢，适用于饮用水、餐饮具、果蔬、环境与物体表面等以及污水污物与排泄物分泌物的消毒	1.注意消毒剂对织物的漂白作用和对金属的腐蚀作用 2.应现配现用，配置后选择上清液，因其不稳定，浸泡消毒时加盖，使用前应测定有效氯的含量 3.用于果蔬消毒和餐饮具消毒时，在消毒完成后应用清水冲洗	密闭、阴凉、防潮解
饮用水混凝类			
常用的混凝剂有：硫酸铝明矾（硫酸铝钾）硫酸亚铁三氯化铁碱化氯化铝	在原水中投放	搅拌后可加快水中悬浮物质的沉淀	干燥、阴凉、防潮解

为您提供一些卫生防疫随行相关辅助药品目录

卫生防疫随行相关辅助药品目录		
药品名称		**特殊存储条件要求**
1.抗微生物药		
（1）抗菌药物		
氨苄西林（安卡青霉素）	Ampicillin	密闭
头孢氨苄	Cephalexin	避光、密闭
头孢拉定	Cephradine	密闭
头孢呋辛	Cefuroxime	避光、密闭
头孢哌酮钠舒巴坦钠	Cefoperazone Sodium and Sulbactam Sodium	密闭
硫酸阿米卡星（丁胺卡那霉素）	Amikacin Sulfate	密闭
硫酸庆大霉素	Gentamicin Sulfate	密闭
四环素	Tetracycline	避光、密闭
氯霉素	Chloramphenicol	密闭
琥乙红霉素	Erythromycin Ethylsuccinate	密闭
罗红霉素	Roxithromycin	密闭
盐酸林可霉素	Lincomycin Hydrochloride	密闭
（2）磺胺类		
复方磺胺甲噁唑	Compound Sulfamethoxazole	避光、密闭
磺胺嘧啶	Sulfadiazine	避光、密闭
（3）喹诺酮类		
环丙沙星	Ciprofloxacin	避光、密闭
诺氟沙星（氟哌酸）	Norfloxacin	避光、密闭
左氧氟沙星	Levofloxacin	避光、密闭
（4）抗感染植物药制剂		
盐酸小檗碱（黄连素）	Berberine Hydrochloride	避光、密闭
2.消毒防腐剂		
（1）皮肤消毒剂		
乙醇	Ethanol	
过氧乙酸	Peracetic Acid	避光、密闭

药品名称		特殊存储条件要求
高锰酸钾	Potassium Permanganate	避光、密闭
甲紫	Methylrosanilinium Chloride	避光、密闭
（2）消杀类药		
苯酚	Phenol	密闭
3.抗病毒药		
阿昔洛韦	Acyclovir	避光、密闭
利巴韦林（三氮唑核苷）	Ribavirin	避光、密闭
4.眼科及外用药		
红霉素	Erythromycin	密闭
硫酸庆大霉素	Gentamicin Sulfate	密闭
氯霉素	Chloramphenicol	密闭
氧氟沙星（氟嗪酸）	Ofloxacin	避光、密闭
5.皮肤科用药		
盐酸环丙沙星	Ciprofloxacin Hydrochloride	密闭
联苯苄唑	Bifonazole	密闭
硝酸咪康唑	Miconazole Dinitrate	密闭
酮康唑	Ketoconazole	避光、密闭
6.抗真菌药		
制霉素	Nysfungin	密闭
咪康唑	Miconazole	避光、密闭
酮康唑	Ketoconazole	避光、密闭
7.疫苗药品		
破伤风抗毒素	Antitetanicum Serum	冷藏
脑膜炎球菌多糖疫苗	Meningococcal Polysaccharide Vaccine	冷藏
乙型脑炎减毒活疫苗	Encephalitis B Live Attenuated Vaccine	冷藏
人用狂犬疫苗	Rabies Vaccine	冷藏
口服霍乱活疫苗	Cholera Live Vaccine by Mouth	冷藏
抗狂犬病血清	Antirabies Serum	冷藏
抗炭疽血清	Anti-anthrax Serum	冷藏
肉毒抗毒素	Botulinal Antitoxin	冷藏
抗蛇毒血清	Agkistrodon Halys Antivenin	冷藏
多价气性坏疽抗毒素	Mixed Gas ~ Gangrene Antitoxin	冷藏
8.中和剂药		
碳酸氢钠	Sodium Bicarbonate	干燥

为您提供一些常用卫生防疫随行器械基本装备目录

一、喷雾器

名　称	剂型与特点	适用范围
微型喷雾器（打气筒式）	容量为150~350毫升，最大为0.8升（压缩喷雾器）	适用于家庭居室内杀灭蚊蝇、蟑螂等害虫，可进行空间喷洒，也可进行滞留喷洒
气雾罐	容量为600毫升，为抛射剂丙烷丁烷等，为易燃、易爆物品，使用、存放应注意安全，更需远离火源	用于家庭居室、宾馆、饭店、医院、餐厅等室内消杀蚊蝇、蟑螂等害虫
手动压缩喷雾器	喷雾器配有反喷喷头，反喷喷头可喷出数组交错的扇形雾，旋转喷头即在360度范围内进行喷洒。配合泡沫喷雾防效更佳	适用性较广，既可用于室内环境的各种喷洒，也适用于室外环境的喷洒
手提式电动超低量喷雾机有二种：①高压气雾化的气溶胶喷雾机②转盘（笼）式电动离心喷雾机	雾滴细、药液浓度高，雾滴体积中径（VMD）一般在50微米以下，适用于空间喷洒，也可用于滞留喷洒。气动超低量喷雾机，一般喷雾量为每分钟300毫升以内，可通过调节阀门开关控制	进行室内空间消杀时，可应用于医院、宾馆、食品厂、学校、影剧院、车站、码头等公共场所。
手提式热烟雾机有二种：①国产脉冲式热烟雾机②国外电子热烟雾机	①国产脉冲式热烟雾机的启动方式为打气筒方式②国外产品市销的脉冲式烟雾机有美国DYNA-FOG公司和德国IGEBA-FOG公司的产品。该机在一定温度下将药液加热雾化，经喷口吹出送至空间，雾滴直径0.5~25微米。质量仅3.5千克，其特点是加热温度可控制在315度左右，较脉冲式烟雾机低，药剂不易因受热过高而分解。杀虫效果好	广泛用于食品厂、医院、旅馆、餐厅、列车车厢、船舱等场所消杀蚊、蝇、蟑螂等害虫，也广泛用于下水道、阴沟等室外环境杀虫灭菌

二、消毒器械

名　称	特　点	适用范围
高压灭菌锅	手提式高压蒸汽消毒锅是密闭的容器，穿透能力强，从而能杀灭锅内的所有微生物。45分钟可以达到灭菌目的。根据温度、压力及时间需根据物品的性质、包装的大小等因素有所差别。一般在121～123℃，1.05～1.02千克／厘米²压强时，15～45分钟可以达到灭菌目的	常用于各类器械、布类敷料、被服、搪瓷、橡胶、耐高温高湿的玻璃用品及溶液等的消毒
煮沸锅	属电子产品，煮沸时间60分钟杀灭芽孢；如果在水中加入碳酸氢钠使成为2%溶液，则可提高沸点致105℃，增加灭菌能力，可缩短煮沸时间至10分钟	在有电源的情况下，方法简便，迅速解决问题
监测用品 1.含氯测试纸、BD试验 2.指示胶带、指示卡	消毒效果监测	化学监测：每次灭菌时每包进行包外贴指示胶带，包内中心部位放置消毒指示卡。 预真空压力灭菌器，做B-D试验（空锅）

三、检水检毒箱

名　称	剂型特点	适用范围
检水检毒箱	M319226（由军事医学科学院研制）对检测样品进行评价和改善处理	依据《生活饮用水标准检验法》（GB 5750-85）检验项目
小型水处理装置	Scan-water 利用水源进行净水处理	在野外条件水源污染

四、防护眼镜

名　称	特　点	适用范围
普通型防护眼镜	①采用太空PVC材料制作 ②优点：防风、防尘、防病毒侵蚀方面，有很好的保护作用，具有超轻、超薄、超抗击、超强透光率、100%防紫外线；可反复浸泡消毒等功能	适合非医护人员佩戴
专用型防护眼镜	③缺点：呼出呵气在镜片上凝结影响视线。注意：戴好口罩后，将2～3个消毒棉球分别轻塞鼻翼两则，填满缝隙为止	适合救灾一线的医护人员佩戴。

五、防护口罩

名　称	特　点	适用范围
12层纱布口罩	对微粒、人工血、细菌、噬菌体均无阻隔功能	使用普通纱布口罩不适合做生物防护口罩
活性炭过滤口罩	能阻挡细菌与噬菌体渗透	在刚装修后环境下，甲醛、苯等有毒气体含量高，需要活性炭防毒口罩保护
一次性非织造布口罩	能阻挡人工血、细菌与噬菌体渗透	
一次性N95防护口罩有二种：①工业用②医用	过滤效率达到95%，工业用N95防护口罩不能阻挡人工血的渗透；医用防护口罩还必须具备表面抗湿性与对血液的阻隔性能	不能随意用工业用N95防护口罩代替医用防护口罩
一次性口罩有二种：①医用外科口罩②医用防护口罩	外科口罩的主要功能，包括细菌过滤效率和阻隔具有压力的液体喷溅物的功能，可以用于手术，是一次性产品 医用防护口罩，也并不保证每个具体的佩戴者的脸形与口罩有足够的密合，仍然存在泄漏的风险，以及口罩内含菌量高，外层含菌量亦高，一次较长时间使用一次性口罩，呼吸气雾容易湿透口罩，而口罩一旦潮湿，将丧失对细菌的隔离阻挡作用隐患	在临床上使用非常广泛

救助者个人（志愿者、救援人员）出队时都应该准备哪些物资

灾区环境恶劣、食宿条件差、水源限制加之紧张而超负荷的劳动强度，出队人员个人生活等必需品准备充足，有利于改善和减轻因环境、条件、营养、生活习惯的改变，特殊时期身体抵抗力降低而造成的疾病。

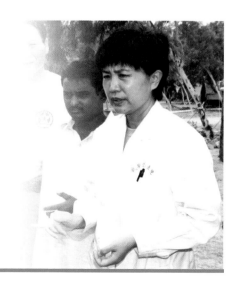

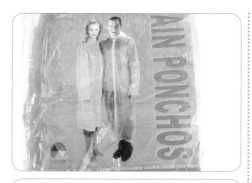

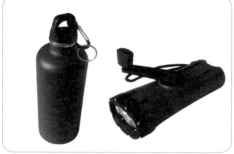

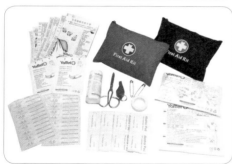

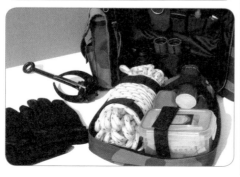

简述个人生活物品准备：

（1）衣物类：选择棉织舒适透气好的内衣裤、棉织袜子（高筒口）、防雨雪渗透外衣。

（2）洗漱类：如压缩毛巾、折叠牙具、牙线等，水源匮乏时可应用口腔清洁剂、口香糖、消毒湿纸巾替代。

（3）防护类：水壶或水杯、墨镜、防晒霜、手电、打火机、军刀、哨、别针、指甲刀、手机、护腕、护膝等。

（4）药品类：小药盒、口腔溃疡膜、创可贴、止痛膏、驱蚊花露水或杀虫贴剂、风油精、清凉油、小瓶快速手消毒剂、含氯消毒药片等。

（5）卫生用品：一次性纸内裤、一次性护垫、卫生巾、外用制霉菌素片剂等女士专用品。

（6）日常用品：笔记本电脑、笔、照相机、指针式手表、书等。

（7）其他物品：中华民族特色的小礼物，在难民营巡诊和流动医院工作时，送给患者和一起合作的外国同事，增进国际间救援国同事的友谊，传递中国人民对灾区人民的深情厚意。

在野外条件下您应该
怎样运用消毒灭菌方法来保障安全

家庭可以选择如下方法,帮您解决相关的一些问题。

(1)煮沸灭菌法:利用煮锅或2个不锈钢盆,将需彻底清洗的金属、玻璃等物品没入水中,灭菌时间从水沸时算,煮沸时间60分钟杀灭芽孢;如果在水中可加入碳酸氢钠使成为2%溶液,则可提高沸点致105℃,增加灭菌能力,可缩短煮沸时间至10分钟。这种方法简便迅速,不受电的制约,可利用柴火解决问题。

(2)流通蒸汽灭菌法:又称流动蒸汽灭菌法。选择民用(家庭)蒸锅利用100摄氏度的流通蒸汽消毒,一般细菌在30分钟至1小时可被杀死,但不易杀死芽孢细菌。一般水沸后持续加热30分钟达到消毒目的;水沸后持续加热60分钟达到灭菌目的。此方法简便迅速,适用于金属类。

医疗队可以选择如下方法,帮您解决相关的一些技术保障。

(3)高压蒸汽灭菌法:野战条件下可用手提式消毒锅,也可用高压锅代替消毒锅。高压蒸汽消毒锅是密闭的容器,穿透能力强,从而能杀灭锅内的所有微生物。常用于各类金属器械、布类、被服、搪瓷、橡胶、耐高温高湿的玻璃用品及溶液等的消毒,温度、压力及时间根据物品的性质、包装的大小等因素有所差别。一般在121~123摄氏度,1.05~1.02千克/厘米^{2}压强时,15~45分钟可以达到灭菌目的。

(4)火焰烧灼法:属干热灭菌法的一种。在野战条件下,外科小手术器械或临时急用某器械时,采用此法简单便利,效果可靠。利用搪瓷碗或不锈钢盆,倒入95%酒精少许,点燃后把器械放在火焰上烧灼20秒,但要注意火焰分布均匀,可慢慢转换盆边,直至燃烧熄灭。

(本章编者:曹 力 刘振华 刘晓军 李 彦 仝青英 张志强 徐雅萍 陈希霞)

参考文献

〔1〕 中华人民共和国传染病防治法[M]. 北京: 中国法制出版社, 2013.

〔2〕 医疗机构消毒技术规范（WS/T 367–2012）[S]. 北京: 中国标基出版社, 2012.

〔3〕 中华人民共和国卫生部. 医院感染管理规范 (试行), 2000.

〔4〕 医院感染管理办法[M]. 北京: 中国法制出版社, 2006.

〔5〕 菲比, EVELE, KITTY, 等, 译言翻译. 灾后疫情分析及防范. 世界卫生组织. 2008.

〔6〕 霍仲厚, 李文选, 李春明. 卫生防疫防护常用标准[S]. 北京: 军事医学科学出版社, 2005.

〔7〕 曹力, 郑静晨, 等, 主动卫生防疫策略在国际灾害医学救援中应用研究. 中国人民武装警察部队科技
进步成果二等奖. 2013.

〔8〕 王鲜平, 曹力. 传染病防控[M]. 北京: 中国科学技术出版社.2013.

〔9〕 李宗浩.现代救援医学[M]. 北京: 中国科学技术出版社.1999.